Das XXL Bluthochdruck Kochbuch: Mit 150 leckeren und gesunden Rezepten gegen zu hohen Bluthochdruck! Inkl. 14 Tage Ernährungsplan

© Ines Lömker

2023

1. Auflage

Alle Rechte vorbehalten

Nachdruck, auch in Auszügen, nicht gestattet

Kein Teil dieses Werkes darf ohne schriftliche Genehmigung des Autors in irgendeiner Form reproduziert, vervielfältigt oder verbreitet werden.

Inhaltsverzeichnis

Einleitung

Selbstmanagement und eine bewusste Ernährung spielen eine entscheidende Rolle bei der Bewältigung und Prävention von Bluthochdruck. In unserer heutigen Gesellschaft, geprägt von einem hektischen Lebensstil und häufig ungesunden Ernährungsgewohnheiten, ist es von großer Bedeutung, Maßnahmen zu ergreifen, um den Blutdruck auf einem gesunden Niveau zu halten. Dieses Kochbuch richtet sich an die, die sich aktiv für Ihre Gesundheit engagieren und nach wirkungsvollen Möglichkeiten suchen, ihren Bluthochdruck auf natürliche Weise zu kontrollieren.

Bluthochdruck, auch als Hypertonie bekannt, ist eine weitverbreitete Erkrankung, die ernsthafte gesundheitliche Risiken mit sich bringt. Eine gezielte Ernährungsumstellung kann dabei helfen, den Blutdruck zu regulieren und das Risiko von Folgeerkrankungen zu minimieren. Dieses Kochbuch ist ein praktischer Leitfaden, der Ihnen eine Vielzahl schmackhafter und gleichzeitig blutdruckfreundlicher Rezepte bietet. Mit dem Fokus auf ausgewogenen Nährstoffen und einer Reduzierung von salzhaltigen Zutaten möchte ich Ihnen Werkzeuge an die Hand geben, um Ihre Ernährung positiv zu beeinflussen.

Die Rezepte in diesem Kochbuch wurden sorgfältig ausgewählt und zusammengestellt, um nicht nur Ihre kulinarischen Vorlieben zu befriedigen, sondern auch Ihre Gesundheit zu fördern. Jedes Rezept ist mit klaren Anweisungen und genauen Nährwertangaben versehen, um Ihnen die Kontrolle über Ihre Ernährung zu erleichtern. Ich möchte Sie dazu ermutigen, die Vielfalt von frischen, unverarbeiteten Lebensmitteln zu entdecken und diese in Ihren täglichen Speiseplan zu integrieren.

Gemeinsam mit Ihnen möchte ich die Reise zu einem gesünderen Lebensstil antreten. Dieses Kochbuch ist mehr als eine Sammlung von Rezepten – es ist ein praktischer Begleiter auf Ihrem Weg zu einem ausgewogenen und blutdruckfreundlichen Essverhalten. Tauchen Sie ein in die Welt gesunder Zutaten, leckerer Gerichte und lassen Sie sich von der positiven Wirkung einer bewussten Ernährung auf Ihren Blutdruck überzeugen.

Was ist Bluthochdruck und wie entsteht er?

Bluthochdruck, auch als Hypertonie bekannt, ist ein Zustand, bei dem der Druck des zirkulierenden Blutes gegen die Wände der Blutgefäße dauerhaft erhöht ist. Der Blutdruck wird in Millimetern Quecksilbersäule (mmHg) gemessen und besteht aus zwei Werten: dem systolischen Druck (der höhere Wert während der Herzmuskelkontraktion) und dem diastolischen Druck (der niedrigere Wert während der Entspannungsphase des Herzens).

Bluthochdruck kann durch verschiedene Faktoren entstehen, darunter:

1. **Genetik:** Eine familiäre Veranlagung kann das Risiko für Bluthochdruck erhöhen. Wenn nahe Verwandte Bluthochdruck haben, besteht möglicherweise ein genetischer Einfluss.
2. **Lebensstilfaktoren:** Eine ungesunde Lebensweise, die durch mangelnde körperliche Aktivität, eine salzreiche Ernährung, übermäßigen Alkoholkonsum, Rauchen und Übergewicht geprägt ist, kann das Risiko für Bluthochdruck erhöhen.
3. **Alter:** Mit zunehmendem Alter steigt das Risiko für Bluthochdruck. Dies liegt teilweise daran, dass Blutgefäße mit der Zeit an Elastizität verlieren können.
4. **Geschlecht:** Männer haben tendenziell häufiger in jüngeren Jahren Bluthochdruck als Frauen. Nach den Wechseljahren steigt jedoch das Risiko bei Frauen an und nähert sich dem der Männer an.

5. **Nierenprobleme:** Nieren spielen eine entscheidende Rolle bei der Blutdruckregulierung. Nierenprobleme können daher zu einem Anstieg des Blutdrucks führen.
6. **Chronische Erkrankungen:** Bestimmte chronische Erkrankungen wie Diabetes und Schlafapnoe können das Risiko für Bluthochdruck erhöhen.

Symptome bei Bluthochdruck

Bluthochdruck wird oft als „stiller Killer" bezeichnet, da er häufig keine offensichtlichen Symptome verursacht. Viele Menschen sind sich ihrer hohen Blutdruckwerte möglicherweise nicht bewusst, bis sie durch Routineuntersuchungen oder das Auftreten von schwerwiegenderen Gesundheitsproblemen entdeckt werden. Dennoch können einige Menschen Symptome oder Anzeichen von Bluthochdruck erleben. Dazu gehören:

- **Kopfschmerzen:** Ein anhaltender, dumpfer Kopfschmerz kann ein Symptom sein, wird jedoch nicht von allen Personen mit Bluthochdruck erfahren.

- **Schwindel:** Schwindel oder ein Gefühl der Benommenheit kann auftreten, insbesondere wenn der Blutdruck sehr hoch ist.

- **Sehstörungen:** In einigen Fällen können Sehstörungen wie verschwommenes Sehen oder Probleme mit der Sicht auftreten.

- **Kurzatmigkeit:** Atemnot oder Schwierigkeiten beim Atmen können in Verbindung mit hohem Blutdruck stehen.

- **Herzklopfen oder Herzrasen:** Ein spürbarer Herzschlag oder Herzrasen kann auftreten.

Behandlung

Die Behandlung von Bluthochdruck zielt darauf ab, den Blutdruck auf ein gesundes Niveau zu senken und das Risiko von damit verbundenen Gesundheitsproblemen zu reduzieren. Die Behandlung kann verschiedene Ansätze umfassen, abhängig von der Schwere des Bluthochdrucks und anderen individuellen Gesundheitsfaktoren. Hier sind einige der gängigen Behandlungsmöglichkeiten:

1. **Lebensstiländerungen:**
   - **Ernährung:** Eine ausgewogene Ernährung mit wenig Salz, reich an Obst, Gemüse, Vollkornprodukten und magerem Eiweiß kann dazu beitragen, den Blutdruck zu senken.
   - **Gewichtsmanagement:** Gewichtsverlust kann einen signifikanten Einfluss auf den Blutdruck haben, insbesondere bei übergewichtigen oder fettleibigen Personen.
   - **Bewegung:** Regelmäßige körperliche Aktivität stärkt das Herz-Kreislauf-System und trägt zur Blutdruckkontrolle bei.
2. **Medikamentöse Therapie:**
   - Verschiedene Medikamente stehen zur Verfügung, um den Blutdruck zu senken. Dazu gehören Diuretika, Betablocker, ACE-Hemmer, Angiotensin-II-Rezeptorblocker und Calciumkanalblocker. Die Auswahl hängt von individuellen Faktoren und möglichen Begleiterkrankungen ab.

- Die regelmäßige Einnahme der verschriebenen Medikamente ist entscheidend für eine effektive Kontrolle des Blutdrucks.

3. **Stressmanagement:**

- Stress kann den Blutdruck vorübergehend erhöhen. Techniken zur Stressbewältigung, wie Meditation, tiefes Atmen oder Yoga, können dazu beitragen, den Blutdruck zu regulieren.

4. **Alkohol- und Tabakkonsum reduzieren:**

- Übermäßiger Alkoholkonsum und Rauchen können den Blutdruck negativ beeinflussen. Die Reduzierung oder Beendigung dieser Gewohnheiten ist ratsam.

5. **Regelmäßige ärztliche Kontrollen:**

- Regelmäßige Überwachung des Blutdrucks ist entscheidend, um Veränderungen frühzeitig zu erkennen und die Behandlung entsprechend anzupassen.

Lebensmittel, die man bevorzugen sollte

Eine blutdruckfreundliche Ernährung sollte reich an Nährstoffen sein, die zur Regulation des Blutdrucks beitragen können. Hier sind einige Lebensmittel, die in einer solchen Ernährung bevorzugt werden sollten:

1. **Obst und Gemüse:**
   - Beeren: Blaubeeren, Erdbeeren und Himbeeren sind reich an Antioxidantien und Ballaststoffen.
   - Banane: Enthält Kalium, das den Blutdruck regulieren kann.
   - Blattgemüse: Spinat, Grünkohl und Mangold sind gute Quellen für Kalium, Magnesium und Ballaststoffe.
2. **Fettarme Milchprodukte:**
   - Joghurt: Fettarme oder fettfreie Joghurts liefern Kalzium und Protein.
   - Milch: Fettarme Milch ist eine gute Kalziumquelle.
3. **Fisch mit Omega-3-Fettsäuren:**
   - Lachs: Enthält Omega-3-Fettsäuren, die das Herz-Kreislauf-System unterstützen können.
   - Makrele und Thunfisch: Weitere gute Quellen für Omega-3-Fettsäuren.
4. **Hülsenfrüchte und Vollkornprodukte:**
   - Bohnen: Schwarze Bohnen, Kichererbsen und Linsen sind reich an Ballaststoffen und Proteinen.
   - Vollkornprodukte: Haferflocken, brauner Reis und Vollkornbrot bieten Ballaststoffe und Nährstoffe.
5. **Nüsse und Samen:**
   - Mandeln: Liefern Magnesium und ungesättigte Fette.

- Leinsamen: Enthalten Omega-3-Fettsäuren.

6. **Geflügel ohne Haut:**

   - Hühnerbrust: Mageres Geflügelfleisch ist eine gute Proteinquelle ohne zusätzliches Fett.

7. **Knoblauch:**

   - Knoblauch kann die Blutgefäße erweitern und den Blutdruck positiv beeinflussen.

8. **Olivenöl:**

   - Olivenöl, insbesondere in der extra nativen Form, enthält herzgesunde ungesättigte Fette.

9. **Avocado:**

   - Eine Avocado liefert gesunde Fette und Kalium.

10. **Ingwer:**

    - Ingwer kann die Durchblutung fördern und den Blutdruck unterstützen.

Lebensmittel, die man vermeiden sollte

Bei der Kontrolle von Bluthochdruck ist es wichtig, Lebensmittel zu vermeiden, die den Blutdruck erhöhen können. Hier sind einige Lebensmittel, die in einer blutdruckfreundlichen Ernährung begrenzt oder vermieden werden sollten:

1. **Salz und hochverarbeitete Lebensmittel:**
   - Lebensmittel mit hohem Natriumgehalt können den Blutdruck erhöhen. Vermeiden Sie stark verarbeitete Lebensmittel, Fertiggerichte, Fast Food und Snacks mit hohem Salzgehalt.
2. **Gesättigte Fette und Transfette:**
   - Reduzieren Sie den Verzehr von Lebensmitteln, die reich an gesättigten und Transfetten sind, wie fettreiches Fleisch, frittierte Lebensmittel, Gebäck und viele verpackte Snacks.
3. **Zuckerhaltige Getränke und Süßigkeiten:**
   - Zuckerhaltige Getränke können nicht nur zu Gewichtszunahme führen, sondern auch den Blutdruck beeinflussen. Vermeiden Sie zuckerhaltige Limonaden, Energydrinks und überschüssige Süßigkeiten.
4. **Alkohol:**
   - Übermäßiger Alkoholkonsum kann den Blutdruck erhöhen. Begrenzen Sie den Alkoholkonsum auf moderate Mengen.
5. **Rotes Fleisch und verarbeitete Wurstwaren:**
   - Rotes Fleisch und verarbeitete Wurstwaren enthalten oft gesättigte Fette und können den Cholesterinspiegel beeinflussen. Wählen Sie mageres Fleisch und

begrenzen Sie den Konsum von verarbeiteten Fleischwaren.

6. **Koffein in großen Mengen:**

   - Obwohl moderater Kaffeekonsum in der Regel akzeptabel ist, kann übermäßiger Koffeinkonsum bei einigen Menschen den Blutdruck vorübergehend erhöhen. Individuelle Reaktionen können jedoch variieren.

7. **Gesalzene Snacks und Convenience-Produkte:**

   - Vermeiden Sie gesalzene Snacks wie Chips und Knabbereien, da diese oft hohe Mengen an Natrium enthalten.

8. **Konserven mit hohem Natriumgehalt:**

   - Konserven und Fertigprodukte können oft viel Salz enthalten. Wählen Sie natriumarme oder natriumfreie Varianten.

9. **Würzige Saucen:**

   - Diese können einen hohen Natriumgehalt haben. Entscheiden Sie sich für natriumarme Alternativen oder verwenden Sie sie sparsam.

10. **Zusätzliches Salz beim Kochen und am Tisch:**

    - Begrenzen Sie die Verwendung von zusätzlichem Salz beim Kochen und am Esstisch. Gewöhnen Sie sich an, Lebensmittel mit frischen Kräutern und Gewürzen zu würzen.

Übergang zu den Rezepten

Nachfolgend befinden sich nun 150 Rezepte, die für Leute mit Bluthochdruck geeignet sind und für jeden Geschmack angepasst sind, egal ob süß oder herzhaft, vegetarisch, mit Fleisch oder auch mit Fisch sowie Smoothies und Beilagen für zwischendurch.

Ich wünsche viel Spaß beim Ausprobieren und Nachkochen der Rezepte und wünsche einen Guten Appetit!

Frühstücksrezepte

Beginnen Sie Ihren Tag mit ausgewogenen Frühstücksoptionen, die nicht nur köstlich sind, sondern auch dazu beitragen, Ihren Blutdruck im optimalen Bereich zu halten.

Haferflocken mit Beeren

Fertig in: 10 Minuten

Portionen: 2 Portionen

Nährwerte: Kalorien 200 kcal; Kohlenhydrate 40g; Protein 8g; Fett 4g

Zutaten:

- 100 g Haferflocken
- 200 ml fettarme Milch
- 1 Banane
- Handvoll frische Beeren (z.B. Heidelbeeren, Himbeeren)
- 1 TL Honig

Zubereitung:

1. Als erstes die Haferflocken mit der fettarmen Milch vermengen und kurz quellen lassen.
2. Nachfolgend die Banane in Scheiben schneiden und die frischen Beeren waschen.
3. Letztlich die Bananenscheiben und Beeren auf die Haferflocken geben, mit Honig beträufeln und sofort servieren. Guten Appetit!

Vollkorn Müsli mit Joghurt und Nüssen

Fertig in: 5 Minuten

Portionen: 2 Portionen

Nährwerte: Kalorien 300 kcal; Kohlenhydrate 25g; Protein 12g; Fett 18g

Zutaten:

- 150 g Vollkorn-Müsli
- 200 g fettarmer Joghurt
- Handvoll gemischte Nüsse (z.B. Mandeln, Walnüsse)
- 1 Apfel
- Zimt

Zubereitung:

1. Anfangs das Vollkorn-Müsli mit dem fettarmen Joghurt vermengen.
2. Anschließend den Apfel würfeln und die gemischten Nüsse grob hacken.
3. Letztlich die Apfelwürfel und gehackten Nüsse über das Müsli geben, mit Zimt bestreuen und sofort servieren. Guten Appetit!

Avocado Toast mit Räucherlachs

Fertig in: 15 Minuten

Portionen: 2 Portionen

Nährwerte: Kalorien 320 kcal; Kohlenhydrate 25g; Protein 15g; Fett 20g

Zutaten:

- 2 Scheiben Vollkornbrot
- 1 reife Avocado
- 100 g Räucherlachs
- Zitronensaft
- Frische Kresse

Zubereitung:

1. Vorab die Avocado halbieren, den Kern entfernen und das Fruchtfleisch würfeln.
2. Jetzt die Avocado auf die Vollkornbrotscheiben streichen und mit Zitronensaft beträufeln.
3. Am Ende den Räucherlachs auf die Avocado legen, mit frischer Kresse garnieren und sofort servieren. Guten Appetit!

Quinoa Bowl mit Früchten

Fertig in: 20 Minuten

Portionen: 2 Portionen

Nährwerte: Kalorien 250 kcal; Kohlenhydrate 40g; Protein 10g; Fett 6g

Zutaten:

- 100 g Quinoa
- 200 ml Mandelmilch
- 1 Mango
- Handvoll Granatapfelkerne
- 1 TL Chiasamen

Zubereitung:

1. Vorab die Quinoa in Mandelmilch kochen und kurz quellen lassen.
2. Hiernach die Mango schälen und in Würfel schneiden, die Granatapfelkerne auslösen.
3. Als letztes die gekochte Quinoa in Schalen geben, mit Mango, Granatapfelkernen und Chiasamen toppen und sofort servieren. Guten Appetit!

Rührei mit Spinat und Tomaten

Fertig in: 15 Minuten

Portionen: 2 Portionen

Nährwerte: Kalorien 220 kcal; Kohlenhydrate 8g; Protein 16g; Fett 14g

Zutaten:

- 4 Eier
- Handvoll frischer Spinat
- 2 Tomaten
- Frische Petersilie
- 1 EL Olivenöl

Zubereitung:

1. Zu Beginn die Eier verquirlen und mit Salz und Pfeffer würzen.
2. Folglich den frischen Spinat grob hacken und die Tomaten würfeln.
3. Als letztes das Olivenöl in einer Pfanne erhitzen, den Spinat hinzufügen und kurz braten und die verquirlten Eier darüber gießen, Tomatenwürfel hinzufügen und alles rühren, bis das Rührei gestockt ist, dann sofort servieren. Guten Appetit!

Griechischer Joghurt mit Honig und Walnüssen

Fertig in: 5 Minuten

Portionen: 2 Portionen

Nährwerte: Kalorien 280 kcal; Kohlenhydrate 20g; Protein 15g; Fett 18g

Zutaten:

- 200 g griechischer Joghurt
- 2 EL Honig
- Handvoll Walnüsse
- 1 Kiwi

Zubereitung:

1. Am Anfang den griechischen Joghurt in Schalen verteilen.
2. Als nächstes die Kiwi schälen und in Scheiben schneiden.
3. Schließlich die Kiwi Scheiben auf den Joghurt legen, mit Honig beträufeln und mit gehackten Walnüssen bestreuen und sofort servieren. Guten Appetit!

Bananen Haferpfannkuchen

Fertig in: 20 Minuten

Portionen: 2 Portionen

Nährwerte: Kalorien 250 kcal; Kohlenhydrate 30g; Protein 10g; Fett 10g

Zutaten:

- 2 reife Bananen
- 100 g Hafermehl
- 2 Eier
- 1 TL Backpulver
- Frische Beeren zum Garnieren

Zubereitung:

1. Zu Beginn die Bananen zerdrücken und mit Hafermehl, Eiern und Backpulver vermengen.
2. Folglich kleine Pfannkuchen in einer beschichteten Pfanne ausbacken.
3. Als letztes die Pfannkuchen mit frischen Beeren garnieren und sofort servieren. Guten Appetit!

Vollkorn Bagel mit Lachs und Avocado

Fertig in: 10 Minuten

Portionen: 2 Portionen

Nährwerte: Kalorien 300 kcal; Kohlenhydrate 25g; Protein 18g; Fett 15g

Zutaten:

- 2 Vollkorn-Bagels
- 100 g geräucherter Lachs
- 1 reife Avocado
- Frische Dillspitzen

Zubereitung:

1. Vorerst die Vollkorn-Bagels halbieren und leicht rösten.
2. Daraufhin die Avocado halbieren und das Fruchtfleisch würfeln.
3. Im letzten Schritt die Bagel Hälften mit Avocado belegen, geräucherten Lachs darauflegen und mit frischen Dillspitzen garnieren und sofort servieren. Guten Appetit!

Quark mit Frischen Früchten

Fertig in: 5 Minuten

Portionen: 2 Portionen

Nährwerte: Kalorien 220 kcal; Kohlenhydrate 30g; Protein 12g; Fett 8g

Zutaten:

- 250 g Magerquark
- 1 Handvoll frische Erdbeeren
- 1 Pfirsich
- 1 TL Mandeln, gehackt

Zubereitung:

1. Am Anfang den Magerquark in Schalen verteilen.
2. Hiernach die Erdbeeren waschen, den Pfirsich entkernen und in Stücke schneiden.
3. Abschließend die Früchte auf den Quark geben und mit gehackten Mandeln bestreuen und sofort servieren. Guten Appetit!

Bowl mit Spinat und Beeren

Fertig in: 10 Minuten

Portionen: 2 Portionen

Nährwerte: Kalorien 180 kcal; Kohlenhydrate 25g; Protein 8g;
Fett 6g

Zutaten:

- 2 Bananen
- Handvoll frischer Spinat
- 100 g Beerenmischung (z.B. Himbeeren, Blaubeeren)
- 150 ml Mandelmilch

Zubereitung:

1. Im ersten Schritt die Bananen schälen und grob zerkleinern.
2. Daraufhin den frischen Spinat waschen.
3. Zum Schluss die Bananen, Spinat, Beeren und Mandelmilch im Mixer pürieren und in Schalen füllen und sofort servieren. Guten Appetit!

Roggenbrot mit Avocado und Tomaten

Fertig in: 10 Minuten

Portionen: 2 Portionen

Nährwerte: Kalorien 260 kcal; Kohlenhydrate 25g; Protein 10g; Fett 15g

Zutaten:

- 4 Scheiben Roggenbrot
- 2 reife Avocados
- 4 Tomaten
- Frische Petersilie

Zubereitung:

1. Zunächst die Avocados halbieren, den Kern entfernen und das Fruchtfleisch in Scheiben schneiden.
2. Dann die Tomaten in Würfel schneiden und die Petersilie hacken.
3. Zuletzt die Roggenbrotscheiben mit Avocados belegen, Tomatenwürfel darauf verteilen und mit frischer Petersilie garnieren und sofort servieren. Guten Appetit!

Buchweizen Pfannkuchen mit Joghurt und Früchten

Fertig in: 15 Minuten

Portionen: 2 Portionen

Nährwerte: Kalorien 280 kcal; Kohlenhydrate 30g; Protein 12g; Fett 12g

Zutaten:

- 100 g Buchweizenmehl
- 2 Eier
- 200 ml fettarmer Joghurt
- Handvoll frische Früchte (z.B. Kiwi, Beeren)

Zubereitung:

1. Als erstes das Buchweizenmehl mit den Eiern vermengen.
2. Anschließend kleine Pfannkuchen in einer beschichteten Pfanne ausbacken.
3. Abschließend die Pfannkuchen mit fettarmem Joghurt toppen und mit frischen Früchten garnieren und sofort servieren. Guten Appetit!

Geröstetes Vollkornbrot mit Tomaten und Basilikum

Fertig in: 10 Minuten

Portionen: 2 Portionen

Nährwerte: Kalorien 230 kcal; Kohlenhydrate 20g; Protein 8g; Fett 14g

Zutaten:

- 4 Scheiben Vollkornbrot
- 4 Tomaten
- Frisches Basilikum
- Olivenöl

Zubereitung:

1. Vorab die Tomaten in Scheiben schneiden und das Basilikum grob hacken.
2. Hiernach die Vollkornbrotscheiben rösten.
3. Letztlich die gerösteten Brotscheiben mit Tomaten belegen, mit Basilikum bestreuen und leicht mit Olivenöl beträufeln und sofort servieren. Guten Appetit!

Eiweiß Omelett mit Gemüse

Fertig in: 15 Minuten

Portionen: 2 Portionen

Nährwerte: Kalorien 180 kcal; Kohlenhydrate 10g; Protein 20g; Fett 8g

Zutaten:

- 6 Eiweiß
- 1 Paprika
- 1 Zwiebel
- 4 Cherrytomaten
- Frische Schnittlauchröllchen

Zubereitung:

1. Vorerst das Eiweiß verquirlen und mit Salz und Pfeffer würzen.
2. Nun Paprika, Zwiebel und Cherrytomaten klein schneiden.
3. Zuletzt das Gemüse in einer Pfanne anbraten, das verquirlte Eiweiß darüber gießen und zu einem Omelett stocken lassen und mit frischen Schnittlauchröllchen garnieren und sofort servieren. Guten Appetit!

Vollkornmüsli mit Mandelmilch und Trockenfrüchten

Fertig in: 5 Minuten

Portionen: 2 Portionen

Nährwerte: Kalorien 250 kcal; Kohlenhydrate 30g; Protein 10g; Fett 10g

Zutaten:

- 200 g Vollkornmüsli
- 300 ml Mandelmilch
- Handvoll Trockenfrüchte (z.B. Datteln, Aprikosen)
- 1 TL Leinsamen

Zubereitung:

1. Im ersten Schritt das Vollkornmüsli mit Mandelmilch vermengen.
2. Nachfolgend die Trockenfrüchte klein schneiden und unter das Müsli mischen.
3. Am Ende das Müsli in Schalen füllen, mit Leinsamen bestreuen und sofort servieren. Guten Appetit!

Chia Samen Pudding mit Beeren

Fertig in: 4 Stunden (Einweichzeit)

Portionen: 2 Portionen

Nährwerte: Kalorien 220 kcal; Kohlenhydrate 25g; Protein 8g; Fett 12g

Zutaten:

- 4 EL Chia-Samen
- 300 ml fettarme Kokosmilch
- Handvoll frische Beeren (z.B. Himbeeren, Brombeeren)
- 1 TL Vanilleextrakt

Zubereitung:

1. Zunächst die Chia-Samen in fettarmer Kokosmilch einweichen und mindestens 4 Stunden im Kühlschrank quellen lassen.
2. Anschließend den Chia-Pudding mit Vanilleextrakt vermengen.
3. Im letzten Schritt mit frischen Beeren garnieren und sofort servieren. Guten Appetit!

Süßkartoffel Rösti mit Lachs

Fertig in: 25 Minuten

Portionen: 2 Portionen

Nährwerte: Kalorien 280 kcal; Kohlenhydrate 25g; Protein 18g; Fett 14g

Zutaten:

- 2 Süßkartoffeln
- 100 g geräucherter Lachs
- Frische Dillspitzen
- Salz und Pfeffer

Zubereitung:

1. Im ersten Schritt die Süßkartoffeln schälen und grob reiben.
2. Danach die geraspelten Süßkartoffeln mit Salz und Pfeffer würzen.
3. Als nächste kleine Rösti in einer Pfanne mit etwas Öl goldbraun braten.
4. Zum Schluss die Süßkartoffel-Rösti mit geräuchertem Lachs belegen, mit frischen Dillspitzen garnieren und sofort servieren. Guten Appetit!

Quinoa Muffins mit Spinat und Feta

Fertig in: 30 Minuten

Portionen: 2 Portionen

Nährwerte: Kalorien 260 kcal; Kohlenhydrate 25g; Protein 12g; Fett 14g

Zutaten:

- 100 g gekochter Quinoa
- Handvoll frischer Spinat
- 50 g Feta-Käse
- 2 Eier

Zubereitung:

1. Zu Beginn den Spinat grob hacken und den Feta-Käse zerbröseln.
2. Hiernach die gekochte Quinoa mit Spinat, Feta und Eiern vermengen.
3. Im letzten Schritt die Masse in Muffinförmchen füllen und im Ofen bei 180°C etwa 20 Minuten backen und sofort servieren. Guten Appetit!

Geröstetes Vollkornbrot mit Bananenaufstrich

Fertig in: 10 Minuten

Portionen: 2 Portionen

Nährwerte: Kalorien 240 kcal; Kohlenhydrate 30g; Protein 8g; Fett 10g

Zutaten:

- 2 Scheiben Vollkornbrot
- 2 Bananen
- 200 ml fettarme Milch
- 1 EL Mandelbutter

Zubereitung:

1. Anfangs das Vollkornbrot rösten und in kleine Stücke brechen.
2. Jetzt die Bananen schälen und grob zerkleinern und mit der fettarmen Milch und Mandelbutter im Mixer pürieren.
3. Letztlich die Mischung auf dem Brot verteilen und sofort servieren. Guten Appetit!

Gemüse Omelett

Fertig in: 20 Minuten

Portionen: 2 Portionen

Nährwerte: Kalorien 230 kcal; Kohlenhydrate 20g; Protein 14g; Fett 12g

Zutaten:

- 4 Eier
- 1 Paprika
- 1 Zucchini
- Frische Petersilie
- Salz und Pfeffer

Zubereitung:

1. Als erstes die Eier verquirlen und mit Salz und Pfeffer würzen.
2. Nachfolgend die Paprika und Zucchini in Würfel schneiden.
3. Am Ende das Gemüse in einer Pfanne anbraten, die verquirlten Eier darüber gießen und zu einem Omelett stocken lassen und mit frischer Petersilie garnieren und sofort servieren. Guten Appetit!

Smoothies

Genießen Sie erfrischende Smoothies, reich an Vitaminen und Mineralstoffen, die nicht nur Ihren Gaumen verwöhnen, sondern auch einen positiven Beitrag zur Regulation Ihres Bluthochdrucks leisten.

Beeren Minze Smoothie

Fertig in: 10 Minuten

Portionen: 2 Portionen

Nährwerte: Kalorien 90 kcal; Kohlenhydrate 15g; Protein 2g;
Fett 2g

Zutaten:

- 1 Tasse Himbeeren
- 1 Tasse Blaubeeren
- Handvoll frische Minzblätter
- 1 Tasse Kokoswasser

Zubereitung:

1. Zuerst die Beeren gründlich waschen.
2. Als nächstes die Beeren und Minzblätter mit Kokoswasser in einem Mixer pürieren.
3. Als letztes den Smoothie in Gläser füllen und sofort servieren. Prost!

Gurken Ingwer Zitronen Smoothie

Fertig in: 10 Minuten

Portionen: 2 Portionen

Nährwerte: Kalorien 70 kcal; Kohlenhydrate 16g; Protein 1g; Fett 0g

Zutaten:

- 1 Gurke
- 1 TL frisch geriebener Ingwer
- Saft von 2 Zitronen
- 1 Tasse Wasser

Zubereitung:

1. Vorab die Gurke schälen, würfeln und den Ingwer frisch reiben.
2. Folglich Gurke, Ingwer, Zitronensaft und Wasser in einem Mixer pürieren.
3. Am Ende den Smoothie in Gläser füllen und sofort servieren. Prost!

Karotten Orangen Smoothie

Fertig in: 10 Minuten

Portionen: 2 Portionen

Nährwerte: Kalorien 80 kcal; Kohlenhydrate 18g; Protein 2g; Fett 0g

Zutaten:

- 2 Karotten
- Saft von 3 Orangen
- 1 Tasse Wasser
- Handvoll Eiswürfel

Zubereitung:

1. Vorerst die Karotten schälen und in Scheiben schneiden.
2. Im Anschluss die Orangen auspressen.
3. Im nächsten Schritt die Karotten, Orangensaft, Wasser und Eiswürfel in einem Mixer pürieren.
4. Zuletzt den Smoothie in Gläser füllen und sofort servieren. Prost!

Rote Beete Spinat Smoothie

Fertig in: 10 Minuten

Portionen: 2 Portionen

Nährwerte: Kalorien 100 kcal; Kohlenhydrate 20g; Protein 3g; Fett 1g

Zutaten:

- 1 Rote Beete
- 2 Handvoll frischer Spinat
- 1 Apfel
- 1 Tasse Mandelmilch

Zubereitung:

1. Zunächst die gekochte Rote Beete würfeln.
2. Danach die rote Beete, Spinat, Apfel und Mandelmilch in einem Mixer pürieren.
3. Abschließend den Smoothie in Gläser füllen und sofort servieren. Prost!

Grüner Apfel Sellerie Smoothie

Portionen: 2 Portionen

Nährwerte: Kalorien 80 kcal; Kohlenhydrate 18g; Protein 1g;
Fett 0g

Zutaten:

- 2 grüne Äpfel
- 2 Stangen Sellerie
- Saft von 1 Limette
- 1 Tasse Wasser

Zubereitung:

1. Im ersten Schritt die grünen Äpfel entkernen und grob schneiden.
2. Folglich den Sellerie waschen und schneiden.
3. Danach die Äpfel, Sellerie, Limettensaft und Wasser in einem Mixer pürieren.
4. Zum Schluss den Smoothie in Gläser füllen und sofort servieren. Prost!

Papaya Kokosnuss Smoothie

Fertig in: 10 Minuten

Portionen: 2 Portionen

Nährwerte: Kalorien 120 kcal; Kohlenhydrate 25g; Protein 2g; Fett 3g

Zutaten:

- 1 Papaya
- ½ Ananas
- ½ Tasse Kokosmilch
- 1 TL Leinsamen

Zubereitung:

1. Am Anfang die Papaya würfeln und die Ananas vorsichtig schälen und ebenfalls würfeln.
2. Hiernach die Papaya, Ananas, Kokosmilch und Leinsamen in einem Mixer pürieren.
3. Im letzten Schritt den Smoothie in Gläser füllen und sofort servieren. Prost!

Heidelbeere Haferflocken Smoothie

Fertig in: 10 Minuten

Portionen: 2 Portionen

Nährwerte: Kalorien 110 kcal; Kohlenhydrate 20g; Protein 3g; Fett 2g

Zutaten:

- 1 Tasse Heidelbeeren
- 2 EL Haferflocken
- 1 Banane
- 1 Tasse fettarme Mandelmilch

Zubereitung:

1. Zu Beginn die Heidelbeeren gründlich waschen und die Banane schälen und grob zerkleinern.
2. Nachfolgend Heidelbeeren, Haferflocken, Banane und Mandelmilch in einem Mixer pürieren.
3. Schließlich den Smoothie in Gläser füllen und sofort servieren. Prost!

Wassermelonen Gurken Minze Smoothie

Fertig in: 10 Minuten

Portionen: 2 Portionen

Nährwerte: Kalorien 70 kcal; Kohlenhydrate 18g; Protein 1g; Fett 0g

Zutaten:

- 2 Tassen Wassermelonenwürfel
- ½ Gurke
- Handvoll frische Minzblätter
- Saft von 1 Limette

Zubereitung:

1. Zuerst die Wassermelonenwürfel abmessen und die Gurke schälen, würfeln und die Minzblätter waschen.
2. Dann Wassermelonen, Gurke, Minzblätter und Limettensaft in einem Mixer pürieren.
3. Letztlich den Smoothie in Gläser füllen und sofort servieren. Prost!

Mango Paprika Ingwer Smoothie

Fertig in: 10 Minuten

Portionen: 2 Portionen

Nährwerte: Kalorien 100 kcal; Kohlenhydrate 25g; Protein 2g; Fett 1g

Zutaten:

- 1 Mango
- 1 rote Paprika
- 1 TL frisch geriebener Ingwer
- 1 Tasse Kokoswasser

Zubereitung:

1. Anfangs die Mango schälen und würfeln und die Paprika entkernen und ebenfalls würfeln.
2. Daraufhin die Mango, Paprika, Ingwer und Kokoswasser in einem Mixer pürieren.
3. Am Ende den Smoothie in Gläser füllen und sofort servieren. Prost!

Erdbeere Basilikum Zitronen Smoothie

Fertig in: 10 Minuten

Portionen: 2 Portionen

Nährwerte: Kalorien 80 kcal; Kohlenhydrate 18g; Protein 1g; Fett 0g

Zutaten:

- 2 Tassen frische Erdbeeren
- Handvoll frische Basilikumblätter
- Saft von 1 Zitrone
- 1 Tasse Wasser

Zubereitung:

1. Vorab die Erdbeeren gründlich waschen und das Grün entfernen und die Basilikumblätter ebenfalls waschen.
2. Im Anschluss die Erdbeeren, Basilikum, Zitronensaft und Wasser in einem Mixer pürieren.
3. Als letztes den Smoothie in Gläser füllen und sofort servieren. Prost!

Avocado Grüner Tee Smoothie

Fertig in: 10 Minuten

Portionen: 2 Portionen

Nährwerte: Kalorien 110 kcal; Kohlenhydrate 15g; Protein 2g; Fett 6g

Zutaten:

- 2 reife Avocados
- 1 TL grüner Tee
- 1 Tasse fettarme Mandelmilch
- Handvoll Eiswürfel

Zubereitung:

1. Als erstes die Avocados schälen und würfeln und den grünen Tee abkühlen lassen.
2. Als nächstes die Avocados, abgekühlten grünen Tee, Mandelmilch und Eiswürfel in einem Mixer pürieren.
3. Abschließend den Smoothie in Gläser füllen und sofort servieren. Prost!

Pfirsich Brombeere Basilikum Smoothie

Fertig in: 10 Minuten

Portionen: 2 Portionen

Nährwerte: Kalorien 90 kcal; Kohlenhydrate 20g; Protein 1g; Fett 1g

Zutaten:

- 2 Pfirsiche
- Handvoll frische Brombeeren
- Frische Basilikumblätter
- 1 Tasse Wasser

Zubereitung:

1. Zunächst die Pfirsiche entkernen und würfeln und die Brombeeren gründlich waschen.
2. Hiernach die Pfirsiche, Brombeeren, Basilikum und Wasser in einem Mixer pürieren.
3. Zuletzt den Smoothie in Gläser füllen und sofort servieren. Prost!

Blumenkohl Beeren Smoothie

Fertig in: 10 Minuten

Portionen: 2 Portionen

Nährwerte: Kalorien 80 kcal; Kohlenhydrate 18g; Protein 2g; Fett 0g

Zutaten:

- ½ Tasse Blumenkohlröschen
- 1 Tasse gemischte Beeren (z.B. Himbeeren, Blaubeeren)
- 1 Banane
- 1 Tasse fettarme Mandelmilch

Zubereitung:

1. Im ersten Schritt die Blumenkohlröschen in kleinere Stücke brechen.
2. Im nächsten Schritt die Banane schälen und grob zerkleinern.
3. Dann Blumenkohl, Beeren, Banane und Mandelmilch in einem Mixer pürieren.
4. Im letzten Schritt den Smoothie in Gläser füllen und sofort servieren. Prost!

Kürbis Orangen Ingwer Smoothie

Fertig in: 10 Minuten

Portionen: 2 Portionen

Nährwerte: Kalorien 100 kcal; Kohlenhydrate 22g; Protein 2g; Fett 1g

Zutaten:

- 1 Tasse Kürbispüree
- Saft von 3 Orangen
- 1 TL frisch geriebener Ingwer
- 1 Tasse Wasser

Zubereitung:

1. Vorerst das Kürbispüree vorbereiten und die Orangen auspressen.
2. Nachfolgend das Kürbispüree, Orangensaft, Ingwer und Wasser in einem Mixer pürieren.
3. Zum Schluss den Smoothie in Gläser füllen und sofort servieren. Prost!

Pflaumen Mandel Smoothie

Fertig in: 10 Minuten

Portionen: 2 Portionen

Nährwerte: Kalorien 110 kcal; Kohlenhydrate 20g; Protein 3g; Fett 2g

Zutaten:

- 1 Tasse Pflaumen
- 2 EL Mandeln
- 1 Tasse fettarme Mandelmilch
- Handvoll Eiswürfel

Zubereitung:

1. Am Anfang die Pflaumen entsteinen und die Mandeln grob hacken.
2. Im nächsten Schritt die Pflaumen, Mandeln, Mandelmilch und Eiswürfel in einem Mixer pürieren.
3. Schließlich den Smoothie in Gläser füllen und sofort servieren. Prost!

Mangold Ananas Spinat Smoothie

Fertig in: 10 Minuten

Portionen: 2 Portionen

Nährwerte: Kalorien 90 kcal; Kohlenhydrate 18g; Protein 2g; Fett 1g

Zutaten:

- 2 Tassen frischer Mangold
- 1 Ananas
- 1 Handvoll frischer Spinat
- 1 Tasse Kokoswasser

Zubereitung:

1. Zu Beginn den Mangold waschen und die Blätter abzupfen.
2. Daraufhin die Ananas vorsichtig schälen und würfeln.
3. Nun das Mangold, Ananas, Spinat und Kokoswasser in einem Mixer pürieren.
4. Letztlich den Smoothie in Gläser füllen und sofort servieren. Prost!

Zucchini Blaukraut Beeren Smoothie

Fertig in: 10 Minuten

Portionen: 2 Portionen

Nährwerte: Kalorien 80 kcal; Kohlenhydrate 18g; Protein 2g; Fett 0g

Zutaten:

- ½ Zucchini
- ½ Tasse rohes Blaukraut
- 1 Tasse gemischte Beeren (z.B. Himbeeren, Blaubeeren)
- 1 Tasse Wasser

Zubereitung:

1. Vorab die Zucchini waschen, würfeln und das Blaukraut grob hacken.
2. Folglich die Zucchini, Blaukraut, Beeren und Wasser in einem Mixer pürieren.
3. Am Ende den Smoothie in Gläser füllen und sofort servieren. Prost!

Erbsen Minze Ingwer Smoothie

Fertig in: 10 Minuten

Portionen: 2 Portionen

Nährwerte: Kalorien 70 kcal; Kohlenhydrate 15g; Protein 3g;
Fett 0g

Zutaten:

- 1 Tasse grüne Erbsen
- Handvoll frische Minzblätter
- 1 TL frisch geriebener Ingwer
- 1 Tasse Wasser

Zubereitung:

1. Zuerst die grünen Erbsen vorbereiten und die Minzblätter waschen.
2. Danach Erbsen, Minzblätter, Ingwer und Wasser in einem Mixer pürieren.
3. Als letztes den Smoothie in Gläser füllen und sofort servieren. Prost!

Paprika Granatapfel Karotten Smoothie

Fertig in: 10 Minuten

Portionen: 2 Portionen

Nährwerte: Kalorien 90 kcal; Kohlenhydrate 20g; Protein 2g;
Fett 0g

Zutaten:

- 1 rote Paprika
- ½ Granatapfel
- 2 Karotten
- 1 Tasse fettarme Mandelmilch

Zubereitung:

1. Anfangs die rote Paprika entkernen und würfeln und die Granatapfelkerne auslösen.
2. Hiernach die Paprika, Granatapfelkerne, Karotten und Mandelmilch in einem Mixer pürieren.
3. Abschließend den Smoothie in Gläser füllen und sofort servieren. Prost!

Himbeere Basilikum Chia Smoothie

Fertig in: 10 Minuten

Portionen: 2 Portionen

Nährwerte: Kalorien 100 kcal; Kohlenhydrate 18g; Protein 3g;
Fett 2g

Zutaten:

- 2 Tassen frische Himbeeren
- Handvoll frische Basilikumblätter
- 1 EL Chiasamen
- 1 Tasse fettarme Mandelmilch

Zubereitung:

1. Als erstes die frischen Himbeeren gründlich waschen und die Basilikumblätter ebenfalls waschen.
2. Nachfolgend die Himbeeren, Basilikum, Chiasamen und Mandelmilch in einem Mixer pürieren.
3. Zuletzt den Smoothie in Gläser füllen und sofort servieren. Prost!

Suppen

Entdecken Sie herzhafte Suppenrezepte, die nicht nur wohltuend sind, sondern auch gesunde Zutaten enthalten, um Ihren Blutdruck zu stabilisieren und Ihre Mahlzeiten ausgewogen zu gestalten.

Gemüsesuppe mit Hähnchenbrust

Fertig in: 45 Minuten

Portionen: 4 Portionen

Nährwerte: Kalorien 180 kcal; Kohlenhydrate 15g; Protein 20g; Fett 5g

Zutaten:

- 2 Hähnchenbrustfilets
- 3 Karotten
- 2 Selleriestangen
- 1 kleine Zucchini
- 1 Tasse Spinatblätter
- 1 Liter Gemüsebrühe
- 2 Knoblauchzehen
- Salz und Pfeffer

Zubereitung:

1. Als erstes die Hähnchenbrustfilets in mundgerechte Stücke schneiden.
2. Anschließend die Karotten, Selleriestangen, Zucchini und Knoblauchzehen hacken.
3. Nachfolgend die Gemüsebrühe zum Kochen bringen und die Hähnchenstücke hinzufügen.
4. Nun das gehackte Gemüse hinzugeben und für weitere 15-20 Minuten köcheln lassen.
5. Zuletzt mit Salz und Pfeffer abschmecken. Guten Appetit!

Linsensuppe mit Gemüse

Fertig in: 40 Minuten

Portionen: 4 Portionen

Nährwerte: Kalorien 220 kcal; Kohlenhydrate 30g; Protein 15g; Fett 4g

Zutaten:

- 1 Tasse grüne oder braune Linsen
- 2 Möhren
- 1 Staudensellerie
- 1 Zwiebel
- 2 Knoblauchzehen
- 1 Liter Gemüsebrühe
- 1 Lorbeerblatt
- Salz und Pfeffer

Zubereitung:

1. Vorab die Linsen nach Packungsanweisung kochen.
2. Jetzt die Möhren, Sellerie, Zwiebel und Knoblauchzehen würfeln.
3. Hiernach die Gemüsebrühe aufkochen und die gekochten Linsen hinzufügen.
4. Folglich das gewürfelte Gemüse und das Lorbeerblatt hinzugeben und für 20-25 Minuten köcheln lassen.
5. Am Ende mit Salz und Pfeffer abschmecken. Guten Appetit!

Tomatensuppe mit Quinoa

Fertig in: 35 Minuten

Portionen: 4 Portionen

Nährwerte: Kalorien 160 kcal; Kohlenhydrate 25g; Protein 8g; Fett 3g

Zutaten:

- 1 Tasse Quinoa
- 5 Tomaten
- 1 rote Paprika
- 1 Zwiebel
- 2 Karotten
- 1 Liter Gemüsebrühe
- Frische Basilikumblätter
- Salz und Pfeffer

Zubereitung:

1. Zuerst die Quinoa nach Packungsanweisung kochen und die Tomaten, Paprika, Zwiebel und Karotten würfeln.
2. In der Zwischenzeit die Gemüsebrühe aufkochen und die gewürfelten Tomaten hinzufügen.
3. Daraufhin das geschnittene Gemüse und gekochten Quinoa hinzugeben und für 15-20 Minuten köcheln lassen.
4. Als letztes mit frischen Basilikumblättern, Salz und Pfeffer abschmecken. Guten Appetit!

Kichererbsen suppe mit Spinat

Fertig in: 40 Minuten

Portionen: 4 Portionen

Nährwerte: Kalorien 200 kcal; Kohlenhydrate 30g; Protein 10g; Fett 5g

Zutaten:

- 2 Dosen Kichererbsen
- 1 Zwiebel
- 2 Knoblauchzehen
- 1 Tasse Spinatblätter
- 1 Liter Gemüsebrühe
- 2 EL Olivenöl
- Kreuzkümmel
- Salz und Pfeffer

Zubereitung:

1. Zu Beginn die Kichererbsen abspülen und abtropfen lassen und die Zwiebel und Knoblauchzehen hacken.
2. Im Anschluss das Olivenöl in einem Topf erhitzen und Zwiebel sowie Knoblauch darin anschwitzen.
3. Im nächsten Schritt die Gemüsebrühe aufkochen und die Kichererbsen hinzufügen.
4. Dann den Spinat und Kreuzkümmel hinzugeben und für 15-20 Minuten köcheln lassen.
5. Zum Schluss mit Salz und Pfeffer abschmecken. Guten Appetit!

Brokkoli Suppe mit Hühnerbrühe

Fertig in: 35 Minuten

Portionen: 4 Portionen

Nährwerte: Kalorien 150 kcal; Kohlenhydrate 20g; Protein 12g; Fett 4g

Zutaten:

- 1 Brokkoli
- 2 Hühnerbrustfilets
- 1 Zwiebel
- 2 Kartoffeln
- 1 Liter Hühnerbrühe
- 2 EL Olivenöl
- Thymian
- Salz und Pfeffer

Zubereitung:

1. Am Anfang den Brokkoli in kleine Röschen teilen, die Hühnerbrustfilets in mundgerechte Stücke schneiden und die Zwiebel und Kartoffeln würfeln.
2. Jetzt das Olivenöl in einem Topf erhitzen und die Zwiebel darin anschwitzen.
3. Hiernach die Hühnerstücke hinzufügen und anbraten, dann die Kartoffelwürfel und Brokkoli Röschen hinzugeben.
4. Folglich die Hühnerbrühe aufkochen, Thymian hinzufügen und für 15-20 Minuten köcheln lassen.
5. Zuletzt mit Salz und Pfeffer abschmecken. Guten Appetit!

Spinatsuppe mit Kartoffeln

Fertig in: 30 Minuten

Portionen: 4 Portionen

Nährwerte: Kalorien 170 kcal; Kohlenhydrate 25g; Protein 8g; Fett 5g

Zutaten:

- 4 Kartoffeln
- 1 Zwiebel
- 2 Knoblauchzehen
- 1 Tasse Spinatblätter
- 1 Liter Gemüsebrühe
- 2 EL Olivenöl
- Muskatnuss
- Salz und Pfeffer

Zubereitung:

1. Vorerst die Kartoffeln schälen und in Würfel schneiden und die Zwiebel und Knoblauchzehen hacken.
2. Nachfolgend das Olivenöl in einem Topf erhitzen und Zwiebel sowie Knoblauch darin anschwitzen.
3. Hiernach die Gemüsebrühe aufkochen und die Kartoffelwürfel hinzufügen.
4. Jetzt den Spinat und Muskatnuss hinzugeben und für 15-20 Minuten köcheln lassen.
5. Zuletzt mit Salz und Pfeffer abschmecken. Guten Appetit!

Kürbissuppe mit Ingwer

Fertig in: 40 Minuten

Portionen: 4 Portionen

Nährwerte: Kalorien 120 kcal; Kohlenhydrate 30g; Protein 4g; Fett 2g

Zutaten:

1. 1 kleiner Kürbis
2. 1 Zwiebel
3. 2 Karotten
4. 1 Stück Ingwer
5. 1 Liter Gemüsebrühe
6. 2 EL Olivenöl
7. Koriander
8. Salz und Pfeffer

Zubereitung:

1. Zunächst den Kürbis schälen, entkernen und in Würfel schneiden und die Zwiebel, Karotten und Ingwer hacken.
2. Folglich das Olivenöl in einem Topf erhitzen und Zwiebel, Ingwer anschwitzen.
3. Als nächstes die Gemüsebrühe aufkochen und die Kürbiswürfel hinzufügen.
4. Danach die gehackten Karotten hinzugeben und für 20-25 Minuten köcheln lassen.
5. Abschließend mit Koriander, Salz und Pfeffer abschmecken. Guten Appetit!

Erbsensuppe mit Lachs

Fertig in: 35 Minuten

Portionen: 4 Portionen

Nährwerte: Kalorien 200 kcal; Kohlenhydrate 20g; Protein 18g; Fett 6g

Zutaten:

- 2 Tassen grüne Erbsen
- 4 Lachsfilets
- 1 Zwiebel
- 2 Kartoffeln
- 1 Liter Gemüsebrühe
- 2 EL Olivenöl
- Dill
- Salz und Pfeffer

Zubereitung:

1. Als erstes die Erbsen nach Packungsanweisung kochen, die Lachsfilets in mundgerechte Stücke schneiden und die Zwiebel und Kartoffeln würfeln.
2. Im Anschluss das Olivenöl in einem Topf erhitzen und die Zwiebel darin anschwitzen.
3. Im nächsten Schritt die Lachsstücke hinzufügen und kurz anbraten, dann die Kartoffelwürfel und gekochte Erbsen hinzugeben.
4. Dann die Gemüsebrühe aufkochen, Dill hinzufügen und für 15-20 Minuten köcheln lassen.
5. Am Ende mit Salz und Pfeffer abschmecken. Guten Appetit!

Paprikasuppe mit Bulgur

Fertig in: 40 Minuten

Portionen: 4 Portionen

Nährwerte: Kalorien 180 kcal; Kohlenhydrate 25g; Protein 6g; Fett 5g

Zutaten:

- 3 bunte Paprikaschoten
- 1 Zwiebel
- 1 Tasse Bulgur
- 1 Liter Gemüsebrühe
- 2 EL Olivenöl
- Kreuzkümmel
- Salz und Pfeffer

Zubereitung:

1. Anfangs die Paprikaschoten entkernen und in Würfel schneiden und die Zwiebel hacken.
2. Jetzt das Olivenöl in einem Topf erhitzen und Zwiebel darin anschwitzen.
3. Anschließend die Gemüsebrühe aufkochen und die Paprikawürfel hinzufügen.
4. Hiernach den Bulgur und Kreuzkümmel hinzugeben und für 15-20 Minuten köcheln lassen.
5. Als letztes mit Salz und Pfeffer abschmecken. Guten Appetit!

Blumenkohlsuppe mit Curry

Fertig in: 30 Minuten

Portionen: 4 Portionen

Nährwerte: Kalorien 140 kcal; Kohlenhydrate 20g; Protein 5g; Fett 4g

Zutaten:

- 1 Blumenkohl
- 1 Zwiebel
- 2 Kartoffeln
- 1 Liter Gemüsebrühe
- 2 EL Olivenöl
- Currypulver
- Salz und Pfeffer

Zubereitung:

1. Vorab den Blumenkohl in Röschen teilen und die Zwiebel und Kartoffeln würfeln.
2. Als nächstes das Olivenöl in einem Topf erhitzen und Zwiebel darin anschwitzen.
3. Danach die Gemüsebrühe aufkochen und die Kartoffelwürfel hinzufügen.
4. Daraufhin die Blumenkohlröschen hinzugeben und für 15-20 Minuten köcheln lassen.
5. Schließlich mit Currypulver, Salz und Pfeffer abschmecken. Guten Appetit!

Selleriecremesuppe mit Lauch

Fertig in: 35 Minuten

Portionen: 4 Portionen

Nährwerte: Kalorien 160 kcal; Kohlenhydrate 20g; Protein 6g; Fett 7g

Zutaten:

- 1 Knolle Sellerie
- 1 Lauchstange
- 1 Zwiebel
- 2 Kartoffeln
- 1 Liter Gemüsebrühe
- 2 EL Olivenöl
- Muskatnuss
- Salz und Pfeffer

Zubereitung:

1. Als erstes den Sellerie schälen und in Würfel schneiden, die Lauchstange in Ringe schneiden und die Zwiebel und Kartoffeln würfeln.
2. Nachfolgend das Olivenöl in einem Topf erhitzen und Zwiebel darin anschwitzen.
3. Jetzt die Selleriewürfel und Lauchringe hinzufügen, dann die Kartoffelwürfel.
4. Abschließend die Gemüsebrühe aufkochen, Muskatnuss hinzufügen und für 15-20 Minuten köcheln lassen, noch mit Salz und Pfeffer abschmecken und servieren. Guten Appetit!

Karotten Ingwer Suppe mit Reisnudeln

Fertig in: 30 Minuten

Portionen: 4 Portionen

Nährwerte: Kalorien 160 kcal; Kohlenhydrate 25g; Protein 4g; Fett 3g

Zutaten:

- 4 Karotten
- 1 Stück Ingwer
- 200 g Reisnudeln
- 1 Liter Gemüsebrühe
- 2 EL Olivenöl
- Frische Korianderblätter
- Salz und Pfeffer

Zubereitung:

1. Als erstes die Karotten schälen und in Scheiben schneiden und das Ingwerstück fein hacken.
2. Nachfolgend die Gemüsebrühe zum Kochen bringen und die Karottenscheiben hinzufügen.
3. Jetzt die Reisnudeln hinzugeben und für 8-10 Minuten köcheln lassen.
4. Zuletzt mit gehacktem Ingwer, frischen Korianderblättern, Salz und Pfeffer abschmecken. Guten Appetit!

Zucchinisuppe mit Basilikum

Fertig in: 25 Minuten

Portionen: 4 Portionen

Nährwerte: Kalorien 120 kcal; Kohlenhydrate 15g; Protein 5g; Fett 4g

Zutaten:

- 3 Zucchini
- 1 Zwiebel
- Frische Basilikumblätter
- 1 Liter Gemüsebrühe
- 2 EL Olivenöl
- Muskatnuss
- Salz und Pfeffer

Zubereitung:

1. Anfangs die Zucchini in Scheiben schneiden und die Zwiebel hacken.
2. Hiernach das Olivenöl in einem Topf erhitzen und Zwiebel darin anschwitzen.
3. Folglich die Gemüsebrühe aufkochen und die Zucchinischeiben hinzufügen.
4. Als nächstes mit Muskatnuss würzen und für 10-12 Minuten köcheln lassen.
5. Abschließend mit frischen Basilikumblättern, Salz und Pfeffer abschmecken. Guten Appetit!

Spinatsuppe mit Kichererbsen

Fertig in: 35 Minuten

Portionen: 4 Portionen

Nährwerte: Kalorien 140 kcal; Kohlenhydrate 20g; Protein 7g; Fett 4g

Zutaten:

- 1 Tasse Spinatblätter
- 2 Dosen Kichererbsen
- 1 Zwiebel
- 1 Liter Gemüsebrühe
- 2 EL Olivenöl
- Kreuzkümmel
- Salz und Pfeffer

Zubereitung:

1. Vorab die Spinatblätter grob hacken und die Zwiebel schälen und ebenfalls hacken.
2. Daraufhin das Olivenöl in einem Topf erhitzen und Zwiebel darin anschwitzen.
3. Nun die Gemüsebrühe aufkochen und die gehackten Spinatblätter hinzufügen.
4. Im Anschluss die abgespülten Kichererbsen und Kreuzkümmel hinzugeben und für 15-20 Minuten köcheln lassen.
5. Am Ende mit Salz und Pfeffer abschmecken. Guten Appetit!

Kohlsuppe mit Tomaten

Fertig in: 30 Minuten

Portionen: 4 Portionen

Nährwerte: Kalorien 130 kcal; Kohlenhydrate 18g; Protein 5g; Fett 3g

Zutaten:

- 1 Kopf Weißkohl
- 5 Tomaten
- 1 Zwiebel
- 1 Liter Gemüsebrühe
- 2 EL Olivenöl
- Thymian
- Salz und Pfeffer

Zubereitung:

1. Zuerst den Weißkohl in Streifen schneiden und die Zwiebel hacken.
2. Dann das Olivenöl in einem Topf erhitzen und Zwiebel darin anschwitzen.
3. Anschließend die Gemüsebrühe aufkochen und die geschnittenen Kohlstreifen hinzufügen.
4. Nachfolgend die gewürfelten Tomaten und Thymian hinzugeben und für 15-20 Minuten köcheln lassen.
5. Als letztes mit Salz und Pfeffer abschmecken. Guten Appetit!

Salate

Erforschen Sie vielfältige Salatkreationen, die nicht nur knackig und schmackhaft sind, sondern auch dazu beitragen, Ihren Blutdruck durch eine intelligente Auswahl von frischen Zutaten zu unterstützen.

Quinoa Salat mit Gemüse

Fertig in: 20 Minuten

Portionen: 4 Portionen

Nährwerte: Kalorien 170 kcal; Kohlenhydrate 25g; Protein 6g; Fett 6g

Zutaten:

- 1 Tasse Quinoa
- 1 Zucchini
- 1 rote Paprika
- Frische Korianderblätter
- 2 EL Olivenöl
- Limettensaft
- Salz und Pfeffer

Zubereitung:

1. Als erstes den Quinoa nach Packungsanweisung kochen.
2. Anschließend die Zucchini in Würfel schneiden und die rote Paprika in Streifen schneiden.
3. Danach in einer Schüssel den gekochten Quinoa, Zucchiniwürfel, Paprikastreifen und frische Korianderblätter vermengen.
4. Letztlich das Olivenöl, Limettensaft, Salz und Pfeffer hinzufügen. Guten Appetit!

Gurkensalat mit Tomaten und Feta

Fertig in: 15 Minuten

Portionen: 4 Portionen

Nährwerte: Kalorien 100 kcal; Kohlenhydrate 8g; Protein 4g; Fett 7g

Zutaten:

- 2 Gurken
- 4 Tomaten
- 150 g Feta
- Frische Petersilie
- 2 EL Olivenöl
- Zitronensaft
- Salz und Pfeffer

Zubereitung:

1. Am Anfang die Gurken schälen und in dünne Scheiben schneiden.
2. Folglich die Tomaten würfeln und den Feta zerbröseln.
3. Als nächstes das Olivenöl in einer Schüssel verteilen und Gurkenscheiben, Tomatenwürfel und Feta hinzufügen.
4. Schließlich mit frischer Petersilie, Zitronensaft, Salz und Pfeffer würzen. Guten Appetit!

Rote Bete mit Walnüssen

Fertig in: 20 Minuten

Portionen: 4 Portionen

Nährwerte: Kalorien 120 kcal; Kohlenhydrate 15g; Protein 3g; Fett 6g

Zutaten:

- 4 Rote Beten (vorgekocht)
- 100 g Walnüsse
- 1 Apfel
- Feldsalat
- 2 EL Olivenöl
- Balsamico-Essig
- Salz und Pfeffer

Zubereitung:

1. Im ersten Schritt die vorgekochten Roten Beten in Würfel schneiden.
2. Danach die Walnüsse grob hacken und den Apfel in dünnen Spalten schneiden.
3. Daraufhin in einer Schüssel den Feldsalat mit den geschnittenen Zutaten vermengen.
4. Im letzten Schritt das Olivenöl und Balsamico-Essig hinzufügen und mit Salz und Pfeffer würzen. Guten Appetit!

Avocado Tomatensalat mit Rucola

Fertig in: 15 Minuten

Portionen: 4 Portionen

Nährwerte: Kalorien 150 kcal; Kohlenhydrate 10g; Protein 3g; Fett 12g

Zutaten:

- 2 Avocados
- 4 Tomaten
- 1 Bund Rucola
- Frische Basilikumblätter
- 2 EL Olivenöl
- Limettensaft
- Salz und Pfeffer

Zubereitung:

1. Vorerst die Avocados halbieren, den Kern entfernen und das Fruchtfleisch in Scheiben schneiden.
2. Nun die Tomaten in Würfel schneiden und den Rucola grob zerkleinern.
3. Im Anschluss in einer Schüssel die Avocados, Tomaten und Rucola vermengen.
4. Zum Schluss das Olivenöl, Limettensaft, frische Basilikumblätter, Salz und Pfeffer hinzufügen. Guten Appetit!

Quinoa Spinatsalat mit Mango

Fertig in: 25 Minuten

Portionen: 4 Portionen

Nährwerte: Kalorien 180 kcal; Kohlenhydrate 25g; Protein 5g;
Fett 7g

Zutaten:

- 1 Tasse Quinoa
- 1 Bund frischer Spinat
- 1 Mango
- 1 Paprika
- 2 EL Olivenöl
- Orangensaft
- Salz und Pfeffer

Zubereitung:

1. Zunächst die Quinoa nach Packungsanweisung kochen.
2. Währenddessen den frischen Spinat grob hacken und die Mango in Würfel schneiden.
3. Nachfolgend in einer Schüssel die gekochte Quinoa, gehackten Spinat, Mango und gewürfelte Paprika vermengen.
4. Zuletzt das Olivenöl, Orangensaft, Salz und Pfeffer hinzufügen. Guten Appetit!

Blattsalat mit Erdbeeren und Walnüssen

Fertig in: 15 Minuten

Portionen: 4 Portionen

Nährwerte: Kalorien 130 kcal; Kohlenhydrate 12g; Protein 3g; Fett 8g

Zutaten:

- 1 Kopf Blattsalat
- 250 g Erdbeeren
- 100 g Walnüsse
- Frische Minzblätter
- 2 EL Olivenöl
- Himbeeressig
- Salz und Pfeffer

Zubereitung:

1. Als erstes den Blattsalat zerkleinern.
2. Anschließend die Erdbeeren halbieren und die Walnüsse grob hacken.
3. Jetzt in einer Schüssel den Blattsalat, Erdbeeren und Walnüsse vermengen.
4. Abschließend das Olivenöl, Himbeeressig, frische Minzblätter, Salz und Pfeffer hinzufügen. Guten Appetit!

Gurken Tomatensalat mit Radieschen

Fertig in: 20 Minuten

Portionen: 4 Portionen

Nährwerte: Kalorien 90 kcal; Kohlenhydrate 12g; Protein 2g; Fett 4g

Zutaten:

- 3 Gurken
- 4 Tomaten
- 1 Bund Radieschen
- Frischer Koriander
- 2 EL Olivenöl
- Apfelessig
- Salz und Pfeffer

Zubereitung:

1. Anfangs die Gurken in dünne Scheiben schneiden.
2. Hiernach die Tomaten würfeln und die Radieschen in Scheiben schneiden.
3. Folglich in einer Schüssel die Gurkenscheiben, Tomatenwürfel und geschnittene Radieschen vermengen.
4. Am Ende das Olivenöl, Apfelessig, frischen Koriander, Salz und Pfeffer hinzufügen. Guten Appetit!

Linsensalat mit Paprika

Fertig in: 25 Minuten

Portionen: 4 Portionen

Nährwerte: Kalorien 160 kcal; Kohlenhydrate 20g; Protein 8g; Fett 5g

Zutaten:

- 1 Tasse grüne oder braune Linsen
- 2 Paprikaschoten
- 1 Zwiebel
- Frische Petersilie
- 2 EL Olivenöl
- Apfelessig
- Salz und Pfeffer

Zubereitung:

1. Vorab die Linsen nach Packungsanweisung kochen.
2. In der Zwischenzeit die Paprikaschoten in Würfel schneiden und die Zwiebel fein hacken.
3. Danach in einer Schüssel die gekochten Linsen, Paprikawürfel, gehackte Zwiebel und frische Petersilie vermengen.
4. Als letztes das Olivenöl, Apfelessig, Salz und Pfeffer hinzufügen. Guten Appetit!

Rucola Spinatsalat mit Parmesan

Fertig in: 25 Minuten

Portionen: 4 Portionen

Nährwerte: Kalorien 180 kcal; Kohlenhydrate 25g; Protein 5g; Fett 7g

Zutaten:

- 1 Tasse Quinoa
- 1 Bund frischer Spinat
- 1 Mango
- 1 Paprika
- 2 EL Olivenöl
- Orangensaft
- Salz und Pfeffer

Zubereitung:

1. Zuerst die Quinoa nach Packungsanweisung kochen.
2. Daraufhin den frischen Spinat grob hacken und die Mango in Würfel schneiden.
3. Nun in einer Schüssel die gekochte Quinoa, gehackten Spinat, Mango und gewürfelte Paprika vermengen.
4. Letztlich das Olivenöl, Orangensaft, Salz und Pfeffer hinzufügen. Guten Appetit!

Tomaten Avocado Salat mit Rucola

Fertig in: 15 Minuten

Portionen: 4 Portionen

Nährwerte: Kalorien 150 kcal; Kohlenhydrate 10g; Protein 3g; Fett 12g

Zutaten:

- 4 Tomaten
- 2 Avocados
- 1 Bund Rucola
- Frische Korianderblätter
- 2 EL Olivenöl
- Balsamico-Dressing
- Salz und Pfeffer

Zubereitung:

1. Als erstes die Tomaten in Würfel schneiden und die Avocados halbieren, den Kern entfernen und das Fruchtfleisch in Scheiben schneiden.
2. Anschließend den Rucola grob zerkleinern und die frischen Korianderblätter hacken.
3. Danach in einer Schüssel die Tomatenwürfel, Avocado Scheiben, Rucola und gehackte Korianderblätter vermengen.
4. Zum Schluss das Olivenöl, Balsamico-Dressing, Salz und Pfeffer hinzufügen. Guten Appetit!

Brokkoli Möhrensalat mit Joghurtdressing

Fertig in: 20 Minuten

Portionen: 4 Portionen

Nährwerte: Kalorien 130 kcal; Kohlenhydrate 15g; Protein 5g; Fett 6g

Zutaten:

- 1 Brokkoli
- 2 Möhren
- Frühlingszwiebeln
- 2 EL Olivenöl
- Naturjoghurt
- Senf
- Salz und Pfeffer

Zubereitung:

1. Anfangs den Brokkoli in kleine Röschen teilen und die Möhren in dünne Scheiben schneiden.
2. Daraufhin die Frühlingszwiebeln in Ringe schneiden.
3. Nun in einer Schüssel die Brokkoli Röschen, Möhrenscheiben und geschnittene Frühlingszwiebeln vermengen.
4. Zuletzt das Olivenöl, Naturjoghurt, Senf, Salz und Pfeffer hinzufügen. Guten Appetit!

Spargel Tomaten Salat mit Basilikum

Fertig in: 25 Minuten

Portionen: 4 Portionen

Nährwerte: Kalorien 140 kcal; Kohlenhydrate 18g; Protein 5g; Fett 7g

Zutaten:

- 500 g grüner Spargel
- 4 Tomaten
- Frische Basilikumblätter
- 2 EL Olivenöl
- Balsamico-Dressing
- Salz und Pfeffer

Zubereitung:

1. Vorab den grünen Spargel in mundgerechte Stücke schneiden und nach Bedarf schälen.
2. Im Anschluss die Tomaten in Würfel schneiden und die Basilikumblätter grob hacken.
3. Im nächsten Schritt in einer Schüssel den geschnittenen Spargel, Tomatenwürfel und gehackte Basilikumblätter vermengen.
4. Abschließend das Olivenöl, Balsamico-Dressing, Salz und Pfeffer hinzufügen. Guten Appetit!

Bulgur Salat mit Gemüse

Fertig in: 20 Minuten

Portionen: 4 Portionen

Nährwerte: Kalorien 160 kcal; Kohlenhydrate 20g; Protein 6g; Fett 7g

Zutaten:

- 1 Tasse Bulgur
- 1 Gurke
- 1 Paprika
- Frische Minzblätter
- 2 EL Olivenöl
- Zitronensaft
- Salz und Pfeffer

Zubereitung:

1. Zuerst den Bulgur nach Packungsanweisung kochen.
2. Dann die Gurke in Scheiben schneiden und die Paprika in Würfel schneiden.
3. Anschließend in einer Schüssel den gekochten Bulgur, Gurkenscheiben, Paprikawürfel und frische Minzblätter vermengen.
4. Am Ende das Olivenöl, Zitronensaft, Salz und Pfeffer hinzufügen. Guten Appetit!

Rote Linsen Salat mit Paprika

Fertig in: 20 Minuten

Portionen: 4 Portionen

Nährwerte: Kalorien 140 kcal; Kohlenhydrate 18g; Protein 7g; Fett 5g

Zutaten:

- 1 Tasse rote Linsen
- 2 Paprikaschoten
- 1 Zwiebel
- Frische Korianderblätter
- 2 EL Olivenöl
- Zitronensaft
- Salz und Pfeffer

Zubereitung:

1. Zu Beginn die roten Linsen nach Packungsanweisung kochen.
2. Nachfolgend die Paprikaschoten in Streifen schneiden und die Zwiebel fein hacken.
3. Jetzt in einer Schüssel die gekochten roten Linsen, Paprikastreifen, gehackte Zwiebel und frische Korianderblätter vermengen.
4. Als letztes das Olivenöl, Zitronensaft, Salz und Pfeffer hinzufügen. Guten Appetit!

Endiviensalat mit Äpfeln und Walnüssen

Fertig in: 15 Minuten

Portionen: 4 Portionen

Nährwerte: Kalorien 120 kcal; Kohlenhydrate 15g; Protein 3g;
Fett 6g

Zutaten:

- 1 Kopf Endiviensalat
- 2 Äpfel
- 100 g Walnüsse
- Frische Petersilie
- 2 EL Olivenöl
- Apfelessig
- Salz und Pfeffer

Zubereitung:

1. Am Anfang den Endiviensalat zerkleinern.
2. Hiernach die Äpfel in dünnen Spalten schneiden und die Walnüsse grob hacken.
3. Folglich in einer Schüssel den zerkleinerten Endiviensalat, Apfelspalten und gehackte Walnüsse vermengen.
4. Letztlich das Olivenöl, Apfelessig, frische Petersilie, Salz und Pfeffer hinzufügen. Guten Appetit!

Mittagessen mit Fleisch

Entdecken Sie herzhafte Fleischgerichte, die nicht nur sättigen, sondern auch eine ausgewogene Ernährung fördern und dabei helfen, Ihren Blutdruck auf gesunde Werte zu regulieren.

Hühnerbrust mit Tomaten Oregano Sauce

Fertig in: 30 Minuten

Portionen: 4 Portionen

Nährwerte: Kalorien 220 kcal; Kohlenhydrate 5g; Protein 25g; Fett 12g

Zutaten:

- 4 Hühnerbrustfilets
- 400 g Tomaten
- Frischer Oregano
- 2 Knoblauchzehen
- 2 EL Olivenöl
- Salz und Pfeffer

Zubereitung:

1. Vorab die Hühnerbrustfilets mit Salz und Pfeffer würzen.
2. Danach die Tomaten in Würfel schneiden, den frischen Oregano hacken und die Knoblauchzehen fein hacken.
3. Als nächstes in einer Pfanne das Olivenöl erhitzen und die Hühnerbrustfilets von beiden Seiten braten.
4. Schließlich die geschnittenen Tomaten, Oregano und Knoblauch in die Pfanne geben und für 10-15 Minuten köcheln lassen. Guten Appetit!

Gebackene Putenbrust mit Spinat

Fertig in: 25 Minuten

Portionen: 4 Portionen

Nährwerte: Kalorien 250 kcal; Kohlenhydrate 8g; Protein 20g; Fett 15g

Zutaten:

- 4 Putenbrustfilets
- 200 g frischer Spinat
- 1 Zitrone
- 2 EL Olivenöl
- Dill
- Salz und Pfeffer

Zubereitung:

1. Zuerst den Backofen auf 180 Grad vorheizen.
2. Daraufhin die Putenbrustfilets mit Salz, Pfeffer und Zitronensaft würzen.
3. Nun den frischen Spinat grob hacken und mit Olivenöl in einer Pfanne anbraten.
4. Im letzten Schritt die Lachsfilets auf ein Backblech legen, mit gebratenem Spinat bedecken und mit Dill bestreuen, dann im Ofen für 15-20 Minuten backen und servieren. Guten Appetit!

Putenbrust mit Paprika und Zucchini

Fertig in: 30 Minuten

Portionen: 4 Portionen

Nährwerte: Kalorien 180 kcal; Kohlenhydrate 6g; Protein 22g; Fett 8g

Zutaten:

- 4 Putenbrustfilets
- 2 Paprikaschoten
- 2 Zucchini
- Frische Petersilie
- 2 EL Olivenöl
- Salz und Pfeffer

Zubereitung:

1. Zu Beginn die Putenbrustfilets mit Salz und Pfeffer würzen.
2. Im Anschluss die Paprikaschoten und Zucchini in Würfel schneiden und die frische Petersilie hacken.
3. Im nächsten Schritt in einer Pfanne das Olivenöl erhitzen und die Putenbrustfilets von beiden Seiten braten.
4. Zum Schluss die geschnittenen Paprikawürfel, Zucchiniwürfel und gehackte Petersilie in die Pfanne geben und für weitere 10 Minuten braten. Guten Appetit!

Rinderfilet mit Champignons

Fertig in: 20 Minuten

Portionen: 4 Portionen

Nährwerte: Kalorien 280 kcal; Kohlenhydrate 4g; Protein 25g; Fett 18g

Zutaten:

- 4 Rinderfiletsteaks
- 200 g Champignons
- 1 Zwiebel
- Frischer Thymian
- 2 EL Olivenöl
- Salz und Pfeffer

Zubereitung:

1. Am Anfang die Rinderfiletsteaks mit Salz und Pfeffer würzen.
2. Dann die Champignons in Scheiben schneiden, die Zwiebel würfeln und den frischen Thymian hacken.
3. Anschließend in einer Pfanne das Olivenöl erhitzen und die Rinderfiletsteaks von beiden Seiten braten.
4. Zuletzt die geschnittenen Champignons, gewürfelte Zwiebeln und gehackten Thymian hinzufügen und für 8-10 Minuten braten. Guten Appetit!

Hähnchen Gemüsepfanne mit Brokkoli

Fertig in: 25 Minuten

Portionen: 4 Portionen

Nährwerte: Kalorien 200 kcal; Kohlenhydrate 10g; Protein 22g; Fett 8g

Zutaten:

- 4 Hähnchenbrustfilets
- 1 Brokkoli
- 2 Karotten
- Frische Petersilie
- 2 EL Olivenöl
- Paprikapulver
- Salz und Pfeffer

Zubereitung:

1. Vorab die Hähnchenbrustfilets mit Paprikapulver, Salz und Pfeffer würzen.
2. Nachfolgend den Brokkoli in Röschen teilen und die Karotten in Scheiben schneiden.
3. Jetzt in einer Pfanne das Olivenöl erhitzen und die Hähnchenbrustfilets von beiden Seiten braten.
4. Abschließend die geschnittenen Brokkoli Röschen, Karottenscheiben und gehackte Petersilie hinzufügen und für 10-12 Minuten braten. Guten Appetit!

Putenschnitzel mit Ratatouille

Fertig in: 30 Minuten

Portionen: 4 Portionen

Nährwerte: Kalorien 190 kcal; Kohlenhydrate 12g; Protein 24g; Fett 7g

Zutaten:

- 4 Putenschnitzel
- 1 Zucchini
- 1 Aubergine
- 2 Paprikaschoten
- 2 EL Olivenöl
- Frische Kräuter
- Salz und Pfeffer

Zubereitung:

1. Zuerst die Putenschnitzel mit Salz, Pfeffer und frischen Kräutern würzen.
2. Hiernach die Zucchini, Aubergine und Paprikaschoten in Würfel schneiden.
3. Folglich in einer Pfanne das Olivenöl erhitzen und die Putenschnitzel von beiden Seiten braten.
4. Am Ende die geschnittenen Zucchini-, Auberginen- und Paprikawürfel hinzufügen und für 15 Minuten braten. Guten Appetit!

Hackfleischbällchen mit Brokkoli

Fertig in: 25 Minuten

Portionen: 4 Portionen

Nährwerte: Kalorien 220 kcal; Kohlenhydrate 8g; Protein 18g; Fett 14g

Zutaten:

- 500 g Rinderhackfleisch
- 1 Brokkoli
- 1 Zwiebel
- Frische Petersilie
- 2 EL Olivenöl
- Paprikapulver
- Salz und Pfeffer

Zubereitung:

1. Zu Beginn das Rinderhackfleisch mit Salz, Pfeffer und Paprikapulver würzen und zu kleinen Bällchen formen.
2. Als nächstes den Brokkoli in Röschen teilen, die Zwiebel würfeln und die frische Petersilie hacken.
3. Danach in einer Pfanne das Olivenöl erhitzen und die Hackfleischbällchen von allen Seiten braten.
4. Als letztes die geschnittenen BrokkoliRröschen, gewürfelte Zwiebeln und gehackte Petersilie hinzufügen und für weitere 10 Minuten braten. Guten Appetit!

Hähnchenspieße mit Gemüse

Fertig in: 20 Minuten

Portionen: 4 Portionen

Nährwerte: Kalorien 180 kcal; Kohlenhydrate 10g; Protein 22g; Fett 7g

Zutaten:

- 500 g Hähnchenbrustfilets
- 2 Zucchini
- 1 rote Paprika
- Frischer Rosmarin
- 2 EL Olivenöl
- Zitronensaft
- Salz und Pfeffer

Zubereitung:

1. Am Anfang die Hähnchenbrustfiletwürfel mit Salz, Pfeffer, frischem Rosmarin und Zitronensaft marinieren.
2. Daraufhin die Zucchini in Scheiben schneiden und die rote Paprika in Würfel schneiden.
3. Nun die marinierten Hähnchenbrustfiletwürfel auf Holzspieße stecken.
4. Letztlich in einer Pfanne das Olivenöl erhitzen und die Hähnchenspieße von allen Seiten braten, dabei das geschnittene Gemüse hinzufügen und für 10 Minuten braten. Guten Appetit!

Pochiertes Hähnchenfilet mit Spargel

Fertig in: 30 Minuten

Portionen: 4 Portionen

Nährwerte: Kalorien 240 kcal; Kohlenhydrate 12g; Protein 20g; Fett 12g

Zutaten:

- 4 Lachsfilets
- 500 g grüner Spargel
- Frischer Dill
- 2 EL Olivenöl
- Zitronensaft
- Salz und Pfeffer

Zubereitung:

1. Vorab den Backofen auf 180 Grad vorheizen und die Hähnchenfilets mit Salz, Pfeffer und Zitronensaft würzen.
2. Im nächsten Schritt den grünen Spargel in mundgerechte Stücke schneiden und den frischen Dill hacken.
3. Schließlich die Hähnchenfilets in eine Auflaufform legen, mit geschnittenem Spargel bedecken, mit Olivenöl beträufeln und im Ofen für 20-25 Minuten backen. Guten Appetit!

Hähnchenfilet mit Tomaten und Oliven

Fertig in: 25 Minuten

Portionen: 4 Portionen

Nährwerte: Kalorien 210 kcal; Kohlenhydrate 6g; Protein 24g; Fett 10g

Zutaten:

- 4 Hähnchenfilets
- 400 g Tomaten
- Schwarze Oliven
- Frisches Basilikum
- 2 EL Olivenöl
- Salz und Pfeffer

Zubereitung:

1. Zuerst die Hähnchenfilets mit Salz und Pfeffer würzen.
2. Dann die Tomaten in Würfel schneiden, die schwarzen Oliven entsteinen und das frische Basilikum hacken.
3. Anschließend in einer Pfanne das Olivenöl erhitzen und die Hähnchenfilets von beiden Seiten braten.
4. Am Ende die geschnittenen Tomatenwürfel, entsteinte schwarze Oliven und gehackten Basilikum hinzufügen und für 10-15 Minuten köcheln lassen. Guten Appetit!

Rindermedaillons mit Gemüse

Fertig in: 30 Minuten

Portionen: 4 Portionen

Nährwerte: Kalorien 260 kcal; Kohlenhydrate 8g; Protein 22g; Fett 16g

Zutaten:

- 4 Rindermedaillons
- 1 Aubergine
- 1 Zucchini
- Frischer Thymian
- 2 EL Olivenöl
- Salz und Pfeffer

Zubereitung:

1. Zu Beginn die Rindermedaillons mit Salz und Pfeffer würzen.
2. Nachfolgend die Aubergine in Scheiben schneiden und die Zucchini in Würfel schneiden.
3. Jetzt in einer Pfanne das Olivenöl erhitzen und die Rindermedaillons von beiden Seiten braten.
4. Als letztes die geschnittenen Auberginenscheiben, Zucchiniwürfel und frischen Thymian hinzufügen und für 10-12 Minuten braten. Guten Appetit!

Putenrouladen mit Gemüsefüllung

Fertig in: 30 Minuten

Portionen: 4 Portionen

Nährwerte: Kalorien 190 kcal; Kohlenhydrate 8g; Protein 22g; Fett 8g

Zutaten:

- 4 Putenschnitzel
- 1 Möhre
- 1 Paprika
- Frischer Estragon
- 2 EL Olivenöl
- Salz und Pfeffer

Zubereitung:

1. Im ersten Schritt die Putenschnitzel mit Salz, Pfeffer und frischem Estragon würzen.
2. Als nächstes die Möhre in Streifen schneiden, die Paprika in Würfel schneiden und den frischen Estragon hacken.
3. Danach die Putenschnitzel mit den geschnittenen Gemüsestreifen und gehacktem Estragon belegen, aufrollen und mit Zahnstochern fixieren.
4. Schließlich in einer Pfanne das Olivenöl erhitzen und die Putenrouladen von allen Seiten anbraten. Guten Appetit!

Hähnchengeschnetzeltes mit Brokkoli

Fertig in: 25 Minuten

Portionen: 4 Portionen

Nährwerte: Kalorien 210 kcal; Kohlenhydrate 12g; Protein 24g; Fett 10g

Zutaten:

- 500 g Hähnchenbrustfilets (in Streifen)
- 1 Brokkoli
- 1 Zwiebel
- Frische Petersilie
- 2 EL Olivenöl
- Salz und Pfeffer

Zubereitung:

1. Vorerst die Hähnchenbrustfiletstreifen mit Salz und Pfeffer würzen.
2. Daraufhin den Brokkoli in Röschen teilen, die Zwiebel würfeln und die frische Petersilie hacken.
3. Nun in einer Pfanne das Olivenöl erhitzen und die Hähnchenbrustfiletstreifen anbraten.
4. Im letzten Schritt die geschnittenen Brokkoli Röschen, gewürfelte Zwiebeln und gehackte Petersilie hinzufügen und für 10-12 Minuten braten. Guten Appetit!

Rindergulasch mit Paprika

Fertig in: 30 Minuten

Portionen: 4 Portionen

Nährwerte: Kalorien 250 kcal; Kohlenhydrate 10g; Protein 20g; Fett 15g

Zutaten:

- 500 g Rindergulasch
- 2 Paprikaschoten
- 1 Zwiebel
- Frischer Majoran
- 2 EL Olivenöl
- Salz und Pfeffer

Zubereitung:

1. Zunächst das Rindergulasch mit Salz und Pfeffer würzen.
2. Nun die Paprikaschoten in Streifen schneiden, die Zwiebel würfeln und den frischen Majoran hacken.
3. Im Anschluss in einem Topf das Olivenöl erhitzen und das gewürzte Rindergulasch darin anbraten.
4. Zum Schluss die geschnittenen Paprikastreifen, gewürfelte Zwiebeln und gehackten Majoran hinzufügen, umrühren und für 20 Minuten köcheln lassen. Guten Appetit!

Hähnchencurry mit Gemüse

Fertig in: 25 Minuten

Portionen: 4 Portionen

Nährwerte: Kalorien 230 kcal; Kohlenhydrate 15g; Protein 22g; Fett 10g

Zutaten:

- 500 g Hähnchenbrustfilets (in Streifen)
- 1 Brokkoli
- 1 Möhre
- Frischer Ingwer
- 2 EL Olivenöl
- Currypulver
- Salz und Pfeffer

Zubereitung:

1. Als erstes die Hähnchenbrustfiletstreifen mit Currypulver, Salz und Pfeffer würzen.
2. Im nächsten Schritt den Brokkoli in Röschen teilen, die Möhre in Scheiben schneiden und den frischen Ingwer fein hacken.
3. Dann in einer Pfanne das Olivenöl erhitzen und die gewürzten Hähnchenbrustfiletstreifen anbraten.
4. Zuletzt die geschnittenen Brokkoli Röschen, Möhrenscheiben und gehackten Ingwer hinzufügen, umrühren und für 10-12 Minuten braten. Guten Appetit!

Putensteaks mit Pilz Soße

Fertig in: 30 Minuten

Portionen: 4 Portionen

Nährwerte: Kalorien 190 kcal; Kohlenhydrate 6g; Protein 24g; Fett 8g

Zutaten:

- 4 Putensteaks
- 200 g Champignons
- 1 Zwiebel
- Frischer Thymian
- 2 EL Olivenöl
- Salz und Pfeffer

Zubereitung:

1. Als erstes die Putensteaks mit Salz, Pfeffer und frischem Thymian würzen.
2. Anschließend die Champignons in Scheiben schneiden, die Zwiebel würfeln und den frischen Thymian hacken.
3. Danach in einer Pfanne das Olivenöl erhitzen und die Putensteaks von beiden Seiten braten.
4. Nachfolgend die geschnittenen Champignons, gewürfelte Zwiebeln und gehackten Thymian hinzufügen.
5. Letztlich mit etwas Wasser ablöschen, köcheln lassen und servieren. Guten Appetit!

Rote Beete Risotto mit Hühnchen
Fertig in: 35 Minuten

Portionen: 4 Portionen

Nährwerte: Kalorien 230 kcal; Kohlenhydrate 20g; Protein 18g; Fett 9g

Zutaten:

- 300 g Risottoreis
- 2 Hähnchenbrustfilets
- 2 Rote Beten
- 1 Zwiebel
- 1 Knoblauchzehe
- 1 Liter Gemüsebrühe
- 2 EL Olivenöl
- Parmesan
- Salz und Pfeffer

Zubereitung:

1. Zu Beginn die Hähnchenbrustfilets in Würfel schneiden und mit Salz und Pfeffer würzen und die Zwiebel und Knoblauchzehe fein hacken, die Roten Beten schälen und in kleine Würfel schneiden.
2. Dann das Olivenöl in einem Topf erhitzen und die gewürzten Hähnchenbrustwürfel darin anbraten.
3. Im Anschluss die Zwiebel und Knoblauch hinzufügen, kurz anbraten, dann den Risottoreis hinzufügen und glasig dünsten.
4. Nun die Rote Bete-Würfel dazugeben, nach und nach die Gemüsebrühe zugießen und unter ständigem Rühren köcheln lassen, bis der Reis gar ist.
5. Schließlich mit Parmesan bestreuen und servieren. Guten Appetit!

Putenpfanne mit grünem Gemüse

Fertig in: 25 Minuten

Portionen: 4 Portionen

Nährwerte: Kalorien 180 kcal; Kohlenhydrate 10g; Protein 22g; Fett 6g

Zutaten:

- 500 g Putenbruststreifen
- 1 Bund grüner Spargel
- 1 Zucchini
- 1 gelbe Paprika
- Frische Petersilie
- 2 EL Olivenöl
- Zitronensaft
- Salz und Pfeffer

Zubereitung:

1. Am Anfang die Putenbruststreifen mit Salz, Pfeffer und Zitronensaft würzen.
2. Im Anschluss den grünen Spargel in Stücke schneiden, die Zucchini in Scheiben schneiden und die gelbe Paprika in Streifen schneiden.
3. Im nächsten Schritt in einer Pfanne das Olivenöl erhitzen und die gewürzten Putenbruststreifen anbraten.
4. Jetzt den geschnittenen grünen Spargel, Zucchinischeiben und gelbe Paprikastreifen hinzufügen und für 10-12 Minuten braten.
5. Zuletzt mit frischer Petersilie garnieren und servieren. Guten Appetit!

Rindfleisch mit Brokkoli

Fertig in: 30 Minuten

Portionen: 4 Portionen

Nährwerte: Kalorien 250 kcal; Kohlenhydrate 8g; Protein 22g; Fett 14g

Zutaten:

- 500 g Rindfleisch
- 1 Brokkoli
- 1 Zwiebel
- Sojasoße
- 2 EL Olivenöl
- Salz und Pfeffer

Zubereitung:

1. Im ersten Schritt das Rindfleisch in Streifen schneiden und mit Salz und Pfeffer würzen und den Brokkoli in Röschen teilen, die Zwiebel würfeln.
2. Danach in einer Pfanne das Olivenöl erhitzen und das gewürzte Rindfleisch anbraten.
3. Im letzten Schritt die geschnittenen Brokkoli Röschen, gewürfelte Zwiebel und Sojasoße hinzufügen und für 10-12 Minuten braten. Guten Appetit!

Rinderrouladen mit Sellerie und Möhre

Fertig in: 35 Minuten

Portionen: 4 Portionen

Nährwerte: Kalorien 250 kcal; Kohlenhydrate 10g; Protein 22g; Fett 15g

Zutaten:

- 4 Rinderrouladen
- 2 Möhren
- 1 Sellerieknolle
- Frische Petersilie
- 2 EL Olivenöl
- Salz und Pfeffer

Zubereitung:

1. Vorerst die Rinderrouladen mit Salz und Pfeffer würzen.
2. Daraufhin die Möhren in Streifen schneiden, die Sellerieknolle würfeln und die frische Petersilie hacken.
3. Nun die Rinderrouladen mit den geschnittenen Gemüsestreifen und gehackter Petersilie belegen, aufrollen und mit Zahnstochern fixieren.
4. Zum Schluss in einem Topf das Olivenöl erhitzen und die Rinderrouladen von allen Seiten anbraten und dann für weitere 20 Minuten köcheln lassen. Guten Appetit!

Mittagessen mit Fisch

Tauchen Sie ein in die Welt von Fischrezepten, die nicht nur delikat sind, sondern auch wertvolle Omega-3-Fettsäuren enthalten, die eine positive Wirkung auf Ihren Blutdruck haben können.

Gebackenes Lachsfilet mit Spinat

Fertig in: 30 Minuten

Portionen: 4 Portionen

Nährwerte: Kalorien 220 kcal; Kohlenhydrate 10g; Protein 22g; Fett 12g

Zutaten:

- 4 Lachsfilets
- 300 g frischer Spinat
- 1 Zitrone
- 2 EL Olivenöl
- Salz und Pfeffer

Zubereitung:

1. Zunächst den Backofen auf 200 Grad vorheizen.
2. Im Anschluss die Lachsfilets mit Salz, Pfeffer und Zitronensaft würzen.
3. Im nächsten Schritt den frischen Spinat waschen und abtropfen lassen.
4. Zuletzt die Lachsfilets auf ein Backblech legen, mit gewaschenem Spinat bedecken, mit Olivenöl beträufeln und im Ofen für 20-25 Minuten backen. Guten Appetit!

Thunfischsteak mit Paprikagemüse

Fertig in: 25 Minuten

Portionen: 4 Portionen

Nährwerte: Kalorien 200 kcal; Kohlenhydrate 8g; Protein 24g; Fett 8g

Zutaten:

- 4 Thunfischsteaks
- 2 rote Paprikaschoten
- Frischer Koriander
- 2 EL Olivenöl
- Zitronensaft
- Salz und Pfeffer

Zubereitung:

1. Als erstes die Thunfischsteaks mit Salz, Pfeffer und Zitronensaft würzen.
2. Dann die roten Paprikaschoten in Streifen schneiden und den frischen Koriander hacken.
3. Anschließend in einer Pfanne das Olivenöl erhitzen und die Thunfischsteaks von beiden Seiten braten.
4. Abschließend die geschnittenen Paprikastreifen und gehackten Koriander hinzufügen und für 5-7 Minuten braten. Guten Appetit!

Zanderfilet mit Gemüsebett

Fertig in: 30 Minuten

Portionen: 4 Portionen

Nährwerte: Kalorien 180 kcal; Kohlenhydrate 12g; Protein 20g; Fett 8g

Zutaten:

- 4 Zanderfilets
- 1 Fenchelknolle
- 1 Möhre
- Frischer Dill
- 2 EL Olivenöl
- Salz und Pfeffer

Zubereitung:

1. Anfangs die Zanderfilets mit Salz, Pfeffer und frischem Dill würzen.
2. Nachfolgend die Fenchelknolle in dünne Scheiben schneiden, die Möhre in Ringe schneiden und den frischen Dill hacken.
3. Jetzt das Olivenöl in einer Pfanne erhitzen und die Zanderfilets von beiden Seiten braten.
4. Am Ende die geschnittenen Fenchelscheiben und Möhrenringe in der Pfanne hinzufügen, alles kurz schwenken und für 8-10 Minuten braten. Guten Appetit!

Forellenfilet mit Tomaten Kapern Salsa

Fertig in: 25 Minuten

Portionen: 4 Portionen

Nährwerte: Kalorien 190 kcal; Kohlenhydrate 6g; Protein 22g; Fett 8g

Zutaten:

- 4 Forellenfilets
- 300 g Tomaten
- Kapern
- Frische Petersilie
- 2 EL Olivenöl
- Zitronensaft
- Salz und Pfeffer

Zubereitung:

1. Vorab die Forellenfilets mit Salz, Pfeffer und Zitronensaft würzen.
2. Hiernach die Tomaten würfeln, Kapern abtropfen lassen und die frische Petersilie hacken.
3. Folglich in einer Pfanne das Olivenöl erhitzen und die Forellenfilets von beiden Seiten braten.
4. Als letztes die gewürfelten Tomaten, abgetropften Kapern und gehackte Petersilie hinzufügen, kurz erwärmen und servieren. Guten Appetit!

Lachs Wrap mit Avocado

Fertig in: 20 Minuten

Portionen: 4 Portionen

Nährwerte: Kalorien 230 kcal; Kohlenhydrate 10g; Protein 18g; Fett 12g

Zutaten:

- 4 Lachsfilets
- 4 Vollkorn-Wraps
- 2 Avocados
- Frischer Koriander
- Salz und Pfeffer

Zubereitung:

1. Zuerst die Lachsfilets mit Salz und Pfeffer würzen und in einer Pfanne von beiden Seiten braten.
2. Als nächstes die Avocados schälen und in Scheiben schneiden, den frischen Koriander hacken.
3. Danach die Wraps nach Packungsanweisung erhitzen und mit Lachs, Avocado und Koriander füllen.
4. Letztlich die Wraps aufrollen und halbieren. Guten Appetit!

Kabeljau mit Zitronen Kapern Soße

Fertig in: 25 Minuten

Portionen: 4 Portionen

Nährwerte: Kalorien 190 kcal; Kohlenhydrate 8g; Protein 22g; Fett 8g

Zutaten:

- 4 Kabeljaufilets
- 2 Zitronen
- Kapern
- Frischer Schnittlauch
- 2 EL Olivenöl
- Salz und Pfeffer

Zubereitung:

1. Zu Beginn die Kabeljaufilets mit Salz, Pfeffer und Zitronensaft würzen.
2. Daraufhin die Zitronen auspressen, Kapern abtropfen lassen und den frischen Schnittlauch hacken.
3. Nun das Olivenöl in einer Pfanne erhitzen und die Kabeljaufilets von beiden Seiten braten.
4. Schließlich die Zitronensoße mit Zitronensaft, Kapern und Schnittlauch verrühren und über den Kabeljau gießen. Guten Appetit!

Forellen Ceviche mit Mango

Fertig in: 20 Minuten

Portionen: 4 Portionen

Nährwerte: Kalorien 180 kcal; Kohlenhydrate 10g; Protein 20g; Fett 8g

Zutaten:

- 4 Forellenfilets (roh)
- 2 Mangos
- Frische Korianderblätter
- Rote Zwiebel
- Limettensaft
- Salz und Pfeffer

Zubereitung:

1. Am Anfang die Forellenfilets in kleine Würfel schneiden.
2. Im Anschluss die Mangos schälen und ebenfalls in kleine Würfel schneiden, die rote Zwiebel fein hacken.
3. Im nächsten Schritt die Forellenwürfel mit Mango stücken und roter Zwiebel vermengen.
4. Im letzten Schritt den Limettensaft darüber träufeln, mit Salz und Pfeffer würzen und mit frischen Korianderblättern garnieren. Guten Appetit!

Lachs Curry mit Gemüse

Fertig in: 30 Minuten

Portionen: 4 Portionen

Nährwerte: Kalorien 220 kcal; Kohlenhydrate 12g; Protein 24g; Fett 10g

Zutaten:

- 4 Lachsfilets
- 1 Zucchini
- 1 Paprika
- Frischer Ingwer
- Currypulver
- 2 EL Olivenöl
- Salz und Pfeffer

Zubereitung:

1. Vorab die Lachsfilets mit Salz, Pfeffer und Currypulver würzen.
2. Dann die Zucchini und Paprika in Würfel schneiden, den frischen Ingwer fein hacken.
3. Anschließend das Olivenöl in einer Pfanne erhitzen und die Lachsfilets von beiden Seiten braten.
4. Zum Schluss die Gemüsewürfel und gehackten Ingwer hinzufügen, mit Currypulver abschmecken und für 10-12 Minuten braten. Guten Appetit!

Gebratener Seelachs mit Brokkoli

Fertig in: 25 Minuten

Portionen: 4 Portionen

Nährwerte: Kalorien 200 kcal; Kohlenhydrate 10g; Protein 22g; Fett 8g

Zutaten:

- 4 Seelachsfilets
- 1 Broccoli
- 1 Zitrone
- Frischer Dill
- 2 EL Olivenöl
- Salz und Pfeffer

Zubereitung:

1. Zuerst die Seelachsfilets mit Salz, Pfeffer und Zitronensaft würzen.
2. Nachfolgend den Broccoli in Röschen teilen und den frischen Dill hacken.
3. Jetzt das Olivenöl in einer Pfanne erhitzen und die Seelachsfilets von beiden Seiten braten.
4. Zuletzt die Broccoli röschen in der Pfanne hinzufügen, alles kurz schwenken und für 8-10 Minuten braten. Guten Appetit!

Makrelenfilet mit Tomaten Oliven Salsa

Fertig in: 20 Minuten

Portionen: 4 Portionen

Nährwerte: Kalorien 190 kcal; Kohlenhydrate 6g; Protein 22g; Fett 8g

Zutaten:

- 4 Makrelenfilets
- 300 g Tomaten
- Grüne Oliven
- Frisches Basilikum
- 2 EL Olivenöl
- Salz und Pfeffer

Zubereitung:

1. Zu Beginn die Makrelenfilets mit Salz, Pfeffer und Zitronensaft würzen.
2. Hiernach die Tomaten würfeln, grüne Oliven in Ringe schneiden und das frische Basilikum hacken.
3. Danach in einer Pfanne das Olivenöl erhitzen und die Makrelenfilets von beiden Seiten braten.
4. Abschließend die Tomatenwürfel, Olivenringe und gehackten Basilikum vermengen, über die Makrelenfilets geben und servieren. Guten Appetit!

Zitronen Dill Garnelen mit Spargel

Fertig in: 25 Minuten

Portionen: 4 Portionen

Nährwerte: Kalorien 180 kcal; Kohlenhydrate 8g; Protein 20g; Fett 8g

Zutaten:

- 500 g Garnelen
- 1 Bund grüner Spargel
- 2 Zitronen
- Frischer Dill
- 2 EL Olivenöl
- Salz und Pfeffer

Zubereitung:

1. Am Anfang die Garnelen mit Salz, Pfeffer und Zitronensaft würzen.
2. Daraufhin den grünen Spargel schälen und in mundgerechte Stücke schneiden, den frischen Dill hacken.
3. Nun das Olivenöl in einer Pfanne erhitzen und die Garnelen darin anbraten.
4. Am Ende die Spargelstücke hinzufügen, mit Zitronensaft beträufeln, alles kurz schwenken und für 5-7 Minuten braten. Guten Appetit!

Lachs mit Avocado Tomaten Salsa

Fertig in: 20 Minuten

Portionen: 4 Portionen

Nährwerte: Kalorien 210 kcal; Kohlenhydrate 10g; Protein 22g; Fett 10g

Zutaten:

- 4 Lachsfilets
- 2 Avocados
- 300 g Tomaten
- Frischer Koriander
- 2 EL Olivenöl
- Salz und Pfeffer

Zubereitung:

1. Im ersten Schritt die Lachsfilets mit Salz, Pfeffer und Zitronensaft würzen.
2. Im Anschluss die Avocados schälen und in Würfel schneiden, die Tomaten würfeln und den frischen Koriander hacken.
3. Im nächsten Schritt das Olivenöl in einer Pfanne erhitzen und die Lachsfilets von beiden Seiten braten.
4. Als letztes die Avocado- und Tomatenwürfel sowie gehackten Koriander vermengen, über den Lachs geben und servieren. Guten Appetit!

Forellenfilet mit Gurken Senf Dressing

Fertig in: 25 Minuten

Portionen: 4 Portionen

Nährwerte: Kalorien 190 kcal; Kohlenhydrate 6g; Protein 22g; Fett 8g

Zutaten:

- 4 Forellenfilets
- 2 Gurken
- Senf
- Frischer Dill
- 2 EL Olivenöl
- Salz und Pfeffer

Zubereitung:

1. Vorerst die Forellenfilets mit Salz, Pfeffer und Senf würzen.
2. Dann die Gurken schälen und in Scheiben schneiden, den frischen Dill hacken.
3. Anschließend das Olivenöl in einer Pfanne erhitzen und die Forellenfilets von beiden Seiten braten.
4. Letztlich die Gurkenscheiben mit gehacktem Dill vermengen, als Beilage servieren. Guten Appetit!

Makrelenfilet mit Spinat Knoblauch Butter

Fertig in: 20 Minuten

Portionen: 4 Portionen

Nährwerte: Kalorien 200 kcal; Kohlenhydrate 8g; Protein 22g; Fett 10g

Zutaten:

- 4 Makrelenfilets
- 300 g frischer Spinat
- 2 Knoblauchzehen
- Frische Petersilie
- 2 EL Olivenöl
- Salz und Pfeffer

Zubereitung:

1. Zu Beginn die Makrelenfilets mit Salz, Pfeffer und Zitronensaft würzen.
2. Nachfolgend den frischen Spinat waschen und abtropfen lassen, die Knoblauchzehen fein hacken, frische Petersilie hacken.
3. Jetzt das Olivenöl in einer Pfanne erhitzen und die Makrelenfilets von beiden Seiten braten.
4. Schließlich der Knoblauch kurz in der Pfanne anschwitzen, Spinat dazugeben, alles kurz schwenken und für 5-7 Minuten braten. Guten Appetit!

Lachs Carpaccio mit Rucola

Fertig in: 15 Minuten

Portionen: 4 Portionen

Nährwerte: Kalorien 190 kcal; Kohlenhydrate 6g; Protein 20g; Fett 10g

Zutaten:

- 400 g Lachsfilet (roh)
- 100 g Rucola
- Zitrone
- Frisches Basilikum
- 2 EL Olivenöl
- Salz und Pfeffer

Zubereitung:

1. Am Anfang das Lachsfilet in dünne Scheiben schneiden.
2. Hiernach den Rucola waschen und abtropfen lassen, die Zitrone auspressen, frisches Basilikum hacken.
3. Folglich die Lachsscheiben auf einem Teller anrichten, Rucola darauf verteilen und mit Zitronensaft beträufeln.
4. Im letzten Schritt die Garnitur mit gehacktem Basilikum, Olivenöl, Salz und Pfeffer abschmecken. Guten Appetit!

Vegetarisches Mittagessen

Genießen Sie schmackhafte vegetarische Gerichte, die eine Fülle an Nährstoffen bieten und gleichzeitig dazu beitragen, Ihren Blutdruck auf natürliche Weise zu kontrollieren.

Spinat Ricotta Lasagne

Fertig in: 45 Minuten

Portionen: 4 Portionen

Nährwerte: Kalorien 250 kcal; Kohlenhydrate 30g; Protein 15g; Fett 8g

Zutaten:

- 300 g frischer Spinat
- 250 g Ricotta
- 200 g Lasagne Blätter
- 500 ml passierte Tomaten
- 2 EL Olivenöl
- Frisches Basilikum
- Salz und Pfeffer

Zubereitung:

1. Als erstes den frischen Spinat waschen und grob hacken und den Ricotta mit Salz und Pfeffer würzen.
2. Danach eine Auflaufform mit Olivenöl einfetten, eine Schicht Lasagne Blätter darauflegen, gefolgt von einer Schicht passierten Tomaten, Ricotta und Spinat.
3. Jetzt diesen Vorgang wiederholen, abschließend mit einer Schicht Lasagne Blätter, passierten Tomaten und geriebenem Käse beenden.
4. Am Ende im Ofen bei 180°C für 30 Minuten backen, dann herausnehmen und servieren. Guten Appetit!

Quinoa Gemüse Pfanne mit Feta

Fertig in: 30 Minuten

Portionen: 4 Portionen

Nährwerte: Kalorien 280 kcal; Kohlenhydrate 25g; Protein 12g; Fett 15g

Zutaten:

- 1 Tasse Quinoa
- 2 Zucchini
- 1 Paprika
- 1 Aubergine
- 200 g Feta-Käse
- 2 EL Olivenöl
- Frische Petersilie
- Salz und Pfeffer

Zubereitung:

1. Am Anfang die Quinoa nach Packungsanweisung kochen.
2. Währenddessen die Zucchini, Paprika und Aubergine in Würfel schneiden.
3. Nachfolgend das Olivenöl in einer Pfanne erhitzen, Gemüsewürfel hinzufügen und anbraten.
4. Als letztes die Quinoa dazugeben, alles gut vermengen, mit Salz und Pfeffer würzen und Feta darüber bröseln. Guten Appetit!

Gebackene Süßkartoffel mit Avocadocreme

Fertig in: 40 Minuten

Portionen: 4 Portionen

Nährwerte: Kalorien 220 kcal; Kohlenhydrate 30g; Protein 4g; Fett 10g

Zutaten:

- 4 Süßkartoffeln
- 2 Avocados
- Limettensaft
- Chiliflocken
- 2 EL Olivenöl
- Frischer Koriander
- Salz und Pfeffer

Zubereitung:

1. Zu Beginn die Süßkartoffeln waschen und längs halbieren.
2. Anschließend das Olivenöl darüber verteilen und im Ofen bei 200°C für ca. 30 Minuten backen.
3. Folglich die Avocados schälen, mit Limettensaft beträufeln, mit einer Gabel zerdrücken und mit Chiliflocken, Salz und Pfeffer würzen.
4. Zum Schluss die gebackenen Süßkartoffeln mit Avocado-Creme toppen und mit frischem Koriander garnieren. Guten Appetit!

Gemüse Wrap

Fertig in: 15 Minuten

Portionen: 4 Portionen

Nährwerte: Kalorien 180 kcal; Kohlenhydrate 25g; Protein 6g; Fett 8g

Zutaten:

- 4 Vollkorn-Wraps
- Hummus
- 1 Gurke
- 2 Tomaten
- 1 rote Zwiebel
- Frischer Koriander
- Salz und Pfeffer

Zubereitung:

1. Vorerst die Gurke in dünne Streifen schneiden, Tomaten würfeln und die rote Zwiebel in Ringe schneiden.
2. Im nächsten Schritt die Wraps mit dem Hummus bestreichen.
3. Daraufhin das Gemüse darauf verteilen, mit frischem Koriander garnieren, mit Salz und Pfeffer würzen.
4. Schließlich die Wraps einrollen und servieren. Guten Appetit!

Quinoa Spinat Burger

Fertig in: 30 Minuten

Portionen: 4 Portionen

Nährwerte: Kalorien 220 kcal; Kohlenhydrate 25g; Protein 10g; Fett 8g

Zutaten:

- 1 Tasse Quinoa
- 200 g frischer Spinat
- 1 Zwiebel
- 2 Knoblauchzehen
- 1 Ei
- 2 EL Olivenöl
- Salz und Pfeffer

Zubereitung:

1. Im ersten Schritt die Quinoa nach Packungsanweisung kochen.
2. In der Zwischenzeit den frischen Spinat grob hacken, die Zwiebel und Knoblauchzehen fein würfeln.
3. Nachfolgend das Olivenöl in einer Pfanne erhitzen, Zwiebel und Knoblauch anschwitzen, Spinat hinzufügen und kurz anbraten.
4. Im letzten Schritt die Quinoa, Spinatmischung und Ei vermengen, zu Patties formen und in der Pfanne von beiden Seiten braten. Guten Appetit!

Ratatouille mit Bulgur

Fertig in: 40 Minuten

Portionen: 4 Portionen

Nährwerte: Kalorien 200 kcal; Kohlenhydrate 30g; Protein 6g; Fett 8g

Zutaten:

- 1 Aubergine
- 2 Zucchini
- 2 Paprika
- 4 Tomaten
- 1 Zwiebel
- 1 Tasse Bulgur
- 2 EL Olivenöl
- Frisches Basilikum
- Salz und Pfeffer

Zubereitung:

1. Zuerst die Aubergine, Zucchini, Paprika, Tomaten und Zwiebel in Würfel schneiden.
2. Als nächstes das Olivenöl in einem Topf erhitzen, Zwiebel darin anschwitzen, Gemüsewürfel hinzufügen und kurz anbraten.
3. Zuletzt den Bulgur dazugeben, mit Wasser aufgießen, alles köcheln lassen, mit frischem Basilikum, Salz und Pfeffer würzen. Guten Appetit!

Linsen Kokos Curry

Fertig in: 30 Minuten

Portionen: 4 Portionen

Nährwerte: Kalorien 250 kcal; Kohlenhydrate 30g; Protein 12g; Fett 8g

Zutaten:

- 1 Tasse rote Linsen
- 400 ml Kokosmilch
- 1 Zwiebel
- 2 Knoblauchzehen
- 1 TL Currypulver
- 2 EL Olivenöl
- Frischer Koriander
- Salz und Pfeffer

Zubereitung:

1. Vorab die roten Linsen nach Packungsanweisung kochen.
2. Inzwischen die Zwiebel und Knoblauchzehen fein würfeln.
3. Nun das Olivenöl in einem Topf erhitzen, Zwiebel und Knoblauch anschwitzen, Currypulver hinzufügen, mit Kokosmilch ablöschen, gekochte Linsen dazugeben und alles gut vermengen.
4. Letztlich mit frischem Koriander, Salz und Pfeffer abschmecken und servieren. Guten Appetit!

Spinat Artischocken Quesedillas

Fertig in: 20 Minuten

Portionen: 4 Portionen

Nährwerte: Kalorien 200 kcal; Kohlenhydrate 25g; Protein 8g; Fett 8g

Zutaten:

- 8 Vollkorn-Tortillas
- 200 g frischer Spinat
- 1 Dose Artischockenherzen
- 200 g geriebener Mozzarella
- Olivenöl
- Salz und Pfeffer

Zubereitung:

1. Als erstes den frischen Spinat waschen und grob hacken.
2. Anschließend die Artischockenherzen abtropfen lassen und in Stücke schneiden.
3. Folglich eine Tortilla in einer Pfanne erhitzen, mit Spinat, Artischocken und Mozzarella belegen, mit einer weiteren Tortilla abdecken.
4. Als letztes von beiden Seiten goldbraun braten und servieren. Guten Appetit!

Brokkoli Mandel Pfanne

Fertig in: 25 Minuten

Portionen: 4 Portionen

Nährwerte: Kalorien 180 kcal; Kohlenhydrate 20g; Protein 8g; Fett 9g

Zutaten:

- 1 Brokkoli
- 100 g Mandelblättchen
- 2 EL Olivenöl
- Zitrone
- Frische Petersilie
- Salz und Pfeffer

Zubereitung:

1. Am Anfang den Brokkoli waschen und in Röschen schneiden.
2. Im Anschluss das Olivenöl in einer Pfanne erhitzen, Mandelblättchen hinzufügen und goldbraun rösten.
3. Dann die Brokkoli Röschen dazugeben, kurz anbraten und mit Zitronensaft beträufeln.
4. Am Ende mit frischer Petersilie, Salz und Pfeffer abschmecken und servieren. Guten Appetit!

Champignon Zucchini Spieße

Fertig in: 20 Minuten

Portionen: 4 Portionen

Nährwerte: Kalorien 160 kcal; Kohlenhydrate 15g; Protein 7g; Fett 9g

Zutaten:

- 250 g Champignons
- 2 Zucchini
- 2 EL Olivenöl
- Frischer Thymian
- Salz und Pfeffer

Zubereitung:

1. Zu Beginn die Champignons putzen und die Zucchini in Scheiben schneiden.
2. Als nächstes abwechselnd Champignons und Zucchinischeiben auf Holzspieße stecken.
3. Hiernach das Olivenöl in einer Pfanne erhitzen und die Spieße darin anbraten.
4. Zum Schluss mit frischem Thymian, Salz und Pfeffer würzen. Guten Appetit!

Spinat Feta Muffins

Fertig in: 30 Minuten

Portionen: 4 Portionen

Nährwerte: Kalorien 220 kcal; Kohlenhydrate 15g; Protein 10g; Fett 14g

Zutaten:

- 200 g frischer Spinat
- 150 g Feta-Käse
- 4 Eier
- 1 Zwiebel
- 2 EL Olivenöl
- Muskatnuss
- Salz und Pfeffer

Zubereitung:

1. Im ersten Schritt den frischen Spinat waschen und grob hacken.
2. Nachfolgend die Zwiebel fein würfeln und den Feta-Käse zerbröckeln.
3. Jetzt das Olivenöl in einer Pfanne erhitzen, Zwiebel darin anschwitzen, Spinat hinzufügen und kurz anbraten.
4. Nun die Eier verquirlen und mit Muskatnuss, Salz, und Pfeffer würzen, Spinat und Feta unterrühren.
5. Im letzten Schritt in Muffinförmchen füllen und bei 180°C für ca. 20 Minuten backen, dann servieren. Guten Appetit!

Avocado Tomaten Sandwich

Fertig in: 15 Minuten

Portionen: 4 Portionen

Nährwerte: Kalorien 230 kcal; Kohlenhydrate 25g; Protein 5g;
Fett 13g

Zutaten:

- 8 Vollkornbrotscheiben
- 2 Avocados
- 2 Tomaten
- Frischer Koriander
- Limettensaft
- Salz und Pfeffer

Zubereitung:

1. Vorab die Avocados schälen, entkernen und in Scheiben schneiden.
2. Im Anschluss die Tomaten in Scheiben schneiden und frischen Koriander hacken.
3. Folglich die Brotscheiben mit Avocado und Tomaten belegen, mit Limettensaft beträufeln und mit frischem Koriander, Salz und Pfeffer würzen.
4. Schließlich die Sandwiches zusammenklappen und servieren. Guten Appetit!

Gebratener Tofu mit Gemüse

Fertig in: 25 Minuten

Portionen: 4 Portionen

Nährwerte: Kalorien 180 kcal; Kohlenhydrate 15g; Protein 12g; Fett 9g

Zutaten:

- 400 g Tofu
- 2 Paprika
- 1 Zucchini
- 1 Möhre
- 2 EL Sojasauce
- 2 EL Sesamöl
- Frischer Ingwer
- Salz und Pfeffer

Zubereitung:

1. Zuerst den Tofu in Würfel schneiden, die Paprika, Zucchini und Möhre in Streifen schneiden und den frischen Ingwer fein hacken.
2. Daraufhin das Sesamöl in einer Pfanne erhitzen und die Tofu Würfel anbraten.
3. Nun das Gemüse hinzufügen, mit Sojasauce ablöschen und alles kurz anbraten.
4. Zuletzt mit Salz und Pfeffer würzen, dann anrichten und servieren. Guten Appetit!

Blumenkohl Steak mit Pesto

Fertig in: 30 Minuten

Portionen: 4 Portionen

Nährwerte: Kalorien 190 kcal; Kohlenhydrate 20g; Protein 8g; Fett 9g

Zutaten:

- 1 großer Blumenkohl
- 4 EL Pesto
- 2 EL Olivenöl
- Frische Petersilie
- Zitrone
- Salz und Pfeffer

Zubereitung:

1. Vorab den Blumenkohl waschen und in dicke Scheiben schneiden.
2. Nachfolgend das Olivenöl in einer Pfanne erhitzen, Blumenkohlsteaks darin anbraten.
3. Jetzt die Blumenkohlsteaks mit Pesto bestreichen, mit frischer Petersilie garnieren und mit Zitronensaft beträufeln.
4. Letztlich mit Salz und Pfeffer abschmecken und servieren. Guten Appetit!

Auberginen Tomaten Ratatouille

Fertig in: 30 Minuten

Portionen: 4 Portionen

Nährwerte: Kalorien 190 kcal; Kohlenhydrate 20g; Protein 6g; Fett 9g

Zutaten:

- 2 Auberginen
- 4 Tomaten
- 2 Zwiebeln
- 2 Knoblauchzehen
- 2 EL Olivenöl
- Frisches Basilikum
- Salz und Pfeffer

Zubereitung:

1. Als erstes die Auberginen in Würfel schneiden, Tomaten würfeln, Zwiebeln und Knoblauchzehen fein hacken.
2. Anschließend das Olivenöl in einem Topf erhitzen, die Zwiebel und den Knoblauch anschwitzen, die Auberginenwürfel hinzufügen und kurz anbraten.
3. Im nächsten Schritt die Tomaten dazugeben und alles köcheln lassen.
4. Als letztes mit frischem Basilikum, Salz und Pfeffer würzen und servieren. Guten Appetit!

Beilagen

Bereichern Sie Ihre Mahlzeiten mit vielfältigen Beilagen, die nicht nur geschmacklich überzeugen, sondern auch dazu beitragen, Ihre Ernährung ausgewogen zu gestalten und den Blutdruck zu unterstützen.

Ofenkartoffeln mit Rosmarin

Fertig in: 40 Minuten

Portionen: 4 Portionen

Nährwerte: Kalorien 180 kcal; Kohlenhydrate 30g; Protein 3g; Fett 5g

Zutaten:

- 8 kleine Kartoffeln
- 3 EL Olivenöl
- Frischer Rosmarin
- Knoblauchpulver
- Salz und Pfeffer

Zubereitung:

1. Am Anfang die Kartoffeln gründlich waschen und in kleine Spalten schneiden.
2. Als nächstes das Olivenöl in einer Schüssel mit Knoblauchpulver vermengen, Kartoffelspalten darin wenden und auf ein Backblech legen.
3. Im Anschluss den frischen Rosmarin darüberstreuen und im vorgeheizten Ofen bei 200°C für etwa 30 Minuten backen.
4. Am Ende mit Salz und Pfeffer abschmecken und servieren. Guten Appetit!

Gebackener Blumenkohl mit Parmesan

Fertig in: 30 Minuten

Portionen: 4 Portionen

Nährwerte: Kalorien 160 kcal; Kohlenhydrate 15g; Protein 8g; Fett 8g

Zutaten:

- 1 großer Blumenkohl
- 2 Eier
- 50 g geriebener Parmesan
- Paprikapulver
- Salz und Pfeffer

Zubereitung:

1. Zu Beginn den Blumenkohl waschen und in Röschen schneiden.
2. Hiernach die Eier verquirlen und den Blumenkohl darin wenden.
3. Folglich den geriebenen Parmesan mit Paprikapulver vermischen und den Blumenkohl damit bestreuen und im Ofen bei 180°C goldbraun backen.
4. Zum Schluss mit Salz und Pfeffer abschmecken und servieren. Guten Appetit!

Zitronen Knoblauch Spargel

Fertig in: 20 Minuten

Portionen: 4 Portionen

Nährwerte: Kalorien 70 kcal; Kohlenhydrate 10g; Protein 5g; Fett 3g

Zutaten:

- 500 g grüner Spargel
- 2 Zitronen
- 3 Knoblauchzehen
- 2 EL Olivenöl
- Frischer Thymian
- Salz und Pfeffer

Zubereitung:

1. Vorerst den Spargel waschen und die holzigen Enden abschneiden.
2. Im Anschluss die Zitronen auspressen und den Knoblauch fein hacken.
3. Dann das Olivenöl in einer Pfanne erhitzen, den Knoblauch darin anschwitzen und den Spargel hinzufügen.
4. Letztlich mit Zitronensaft ablöschen und für 10-15 Minuten braten, mit frischem Thymian, Salz und Pfeffer würzen und servieren. Guten Appetit!

Süßkartoffelpüree mit Ingwer

Fertig in: 25 Minuten

Portionen: 4 Portionen

Nährwerte: Kalorien 150 kcal; Kohlenhydrate 30g; Protein 2g; Fett 3g

Zutaten:

- 4 Süßkartoffeln
- Frischer Ingwer
- 2 EL fettarme Milch
- 1 EL Olivenöl
- Muskatnuss
- Salz und Pfeffer

Zubereitung:

1. Im ersten Schritt die Süßkartoffeln schälen und in Würfel schneiden.
2. Im nächsten Schritt den frischen Ingwer fein hacken und die Süßkartoffelwürfel in Wasser kochen und dann abgießen.
3. Nachfolgend mit Milch und Olivenöl stampfen und den frischen Ingwer hinzufügen.
4. Im letzten Schritt mit Muskatnuss, Salz und Pfeffer abschmecken und servieren. Guten Appetit!

Tomaten Zucchini Gratin

Fertig in: 35 Minuten

Portionen: 4 Portionen

Nährwerte: Kalorien 150 kcal; Kohlenhydrate 15g; Protein 6g;
Fett 8g

Zutaten:

- 2 Zucchini
- 4 Tomaten
- 2 Knoblauchzehen
- 2 EL Olivenöl
- Getrockneter Oregano
- Salz und Pfeffer

Zubereitung:

1. Zuerst die Zucchini in Scheiben schneiden und die Tomaten würfeln und Knoblauch fein hacken.
2. Anschließend das Olivenöl in einer Auflaufform erhitzen, die Zucchinischeiben darin anbraten und die Tomatenwürfel und Knoblauch hinzufügen.
3. Daraufhin mit getrocknetem Oregano würzen und im Ofen bei 200°C für etwa 25 Minuten backen.
4. Zuletzt mit Salz und Pfeffer abschmecken und servieren. Guten Appetit!

Blumenkohlreis mit Gemüse

Fertig in: 25 Minuten

Portionen: 4 Portionen

Nährwerte: Kalorien 120 kcal; Kohlenhydrate 15g; Protein 5g; Fett 6g

Zutaten:

- 1 großer Blumenkohl
- 2 Karotten
- 1 Paprika
- 2 EL Olivenöl
- Frische Petersilie
- Salz und Pfeffer

Zubereitung:

1. Vorab den Blumenkohl in kleine Röschen schneiden und im Mixer zu Reis verarbeiten.
2. Im Anschluss die Karotten und Paprika in kleine Würfel schneiden.
3. Nun das Olivenöl in einer Pfanne erhitzen, Gemüse darin anbraten, Blumenkohlreis hinzufügen, alles gut vermengen und für 10-12 Minuten dünsten.
4. Schließlich mit frischer Petersilie, Salz und Pfeffer abschmecken und servieren. Guten Appetit!

Röstkartoffeln

Fertig in: 30 Minuten

Portionen: 4 Portionen

Nährwerte: Kalorien 160 kcal; Kohlenhydrate 20g; Protein 3g; Fett 8g

Zutaten:

- 8 mittelgroße Kartoffeln
- 3 EL Olivenöl
- Frischer Rosmarin
- Paprikapulver
- Salz und Pfeffer

Zubereitung:

1. Als erstes die Kartoffeln schälen und in Spalten schneiden.
2. Anschließend das Olivenöl in einer Schüssel mit Paprikapulver vermengen, Kartoffelspalten darin wenden und auf ein Backblech legen.
3. Danach den frischen Rosmarin darüberstreuen und im vorgeheizten Ofen bei 200°C für etwa 25-30 Minuten backen.
4. Als letztes mit Salz und Pfeffer abschmecken und servieren. Guten Appetit!

Sesam Soja Brokkoli

Fertig in: 20 Minuten

Portionen: 4 Portionen

Nährwerte: Kalorien 90 kcal; Kohlenhydrate 10g; Protein 5g; Fett 4g

Zutaten:

- 500 g Brokkoli
- 2 EL Sojasoße
- 1 EL Sesamöl
- Sesamsamen
- Frühlingszwiebeln
- Salz und Pfeffer

Zubereitung:

1. Am Anfang den Brokkoli waschen und in Röschen schneiden.
2. Als nächstes die Sojasoße mit dem Sesamöl vermengen und die Frühlingszwiebeln fein hacken.
3. Hiernach den Brokkoli in einer Pfanne anbraten und die Sojasoßen-Mischung darüber geben und für weitere 5-7 Minuten dünsten.
4. Am Ende mit Sesamsamen, gehackten Frühlingszwiebeln, Salz und Pfeffer abschmecken. Guten Appetit!

Überbackene Süßkartoffelspalten

Fertig in: 30 Minuten

Portionen: 4 Portionen

Nährwerte: Kalorien 180 kcal; Kohlenhydrate 25g; Protein 4g;
Fett 7g

Zutaten:

- 4 Süßkartoffeln
- 2 EL Olivenöl
- 50 g geriebener Emmentaler
- Frischer Thymian
- Salz und Pfeffer

Zubereitung:

1. Zu Beginn die Süßkartoffeln waschen und in Spalten schneiden.
2. Im Anschluss das Olivenöl in einer Schüssel mit den Süßkartoffelspalten vermengen.
3. Jetzt die Spalten auf ein Backblech legen, mit geriebenem Emmentaler bestreuen und im Ofen bei 200°C für etwa 20 Minuten backen.
4. Zum Schluss mit frischem Thymian, Salz und Pfeffer abschmecken und servieren. Guten Appetit!

Champignon Spinat Pfanne

Fertig in: 25 Minuten

Portionen: 4 Portionen

Nährwerte: Kalorien 120 kcal; Kohlenhydrate 8g; Protein 6g;
Fett 8g

Zutaten:

- 400 g Champignons
- 200 g frischer Spinat
- 2 Knoblauchzehen
- 2 EL Olivenöl
- Zitronensaft
- Salz und Pfeffer

Zubereitung:

1. Anfangs die Champignons in Scheiben schneiden und den Spinat waschen.
2. Anschließend das Olivenöl in einer Pfanne erhitzen, den Knoblauch darin anschwitzen und die Champignons hinzufügen.
3. Nachfolgend den Spinat unterrühren und für 5-7 Minuten braten.
4. Abschließend mit Zitronensaft, Salz und Pfeffer abschmecken. Guten Appetit!

Kartoffelpuffer mit Apfelmus

Fertig in: 35 Minuten

Portionen: 4 Portionen

Nährwerte: Kalorien 220 kcal; Kohlenhydrate 30g; Protein 3g; Fett 10g

Zutaten:

- 6 Kartoffeln
- 1 Zwiebel
- 2 Eier
- 4 EL Vollkornmehl
- 4 EL Rapsöl
- Apfelmus
- Salz und Pfeffer

Zubereitung:

1. Vorerst die Kartoffeln und Zwiebel schälen, reiben und abtropfen lassen.
2. Im Anschluss die Eier verquirlen, mit geriebenen Kartoffeln, Zwiebeln und Vollkornmehl vermengen.
3. Dann das Rapsöl in einer Pfanne erhitzen, jeweils eine Portion Teig hineingeben und von beiden Seiten goldbraun braten.
4. Letztlich mit Apfelmus, Salz und Pfeffer servieren. Guten Appetit!

Balsamico Gemüse

Fertig in: 30 Minuten

Portionen: 4 Portionen

Nährwerte: Kalorien 120 kcal; Kohlenhydrate 15g; Protein 4g; Fett 6g

Zutaten:

- 2 Zucchini
- 2 rote Paprika
- 2 gelbe Paprika
- 2 EL Olivenöl
- Balsamicoessig
- Frischer Rosmarin
- Salz und Pfeffer

Zubereitung:

1. Im ersten Schritt die Zucchini in Scheiben schneiden und die Paprika in Streifen schneiden.
2. Folglich das Olivenöl in einer Pfanne erhitzen und das Gemüse hinzufügen.
3. Nun mit Balsamicoessig beträufeln, mit frischem Rosmarin würzen und für 15-20 Minuten braten.
4. Im letzten Schritt mit Salz und Pfeffer abschmecken. Guten Appetit!

Gebackener Blumenkohl mit Joghurt Dip

Fertig in: 40 Minuten

Portionen: 4 Portionen

Nährwerte: Kalorien 130 kcal; Kohlenhydrate 15g; Protein 6g; Fett 6g

Zutaten:

- 1 Blumenkohl
- 2 EL Olivenöl
- 1 TL Kreuzkümmel
- 1 TL Paprikapulver
- Naturjoghurt
- Frischer Koriander
- Salz und Pfeffer

Zubereitung:

1. Zuerst den Blumenkohl waschen und in kleine Röschen schneiden.
2. Anschließend das Olivenöl mit Kreuzkümmel und Paprikapulver vermengen, die Blumenkohlröschen darin wenden.
3. Im Anschluss im Ofen bei 200°C für 25-30 Minuten backen.
4. Zuletzt mit Naturjoghurt, frischem Koriander, Salz und Pfeffer servieren. Guten Appetit!

Gebackene Rosenkohlblätter

Fertig in: 25 Minuten

Portionen: 4 Portionen

Nährwerte: Kalorien 100 kcal; Kohlenhydrate 12g; Protein 5g; Fett 4g

Zutaten:

- 500 g Rosenkohl
- 2 EL Olivenöl
- Knoblauchpulver
- Paprikapulver
- Salz und Pfeffer

Zubereitung:

1. Vorab die äußeren Blätter vom Rosenkohl abnehmen.
2. Nachfolgend das Olivenöl in einer Schüssel mit den Rosenkohlblättern vermengen.
3. Jetzt die Blätter auf ein Backblech legen, mit Knoblauchpulver und Paprikapulver bestreuen und im Ofen bei 200°C für etwa 15 Minuten backen.
4. Schließlich mit Salz und Pfeffer abschmecken und servieren. Guten Appetit!

Quinoa Spinat Bällchen

Fertig in: 25 Minuten

Portionen: 4 Portionen

Nährwerte: Kalorien 160 kcal; Kohlenhydrate 20g; Protein 8g;
Fett 5g

Zutaten:

- 1 Tasse Quinoa
- 200 g frischer Spinat
- 1 Zwiebel
- 2 Eier
- 2 EL Olivenöl
- Salz und Pfeffer

Zubereitung:

1. Als erstes die Quinoa nach Packungsanweisung kochen.
2. Währenddessen den Spinat waschen und grob hacken und die Zwiebel fein würfeln.
3. Danach die Quinoa, Spinat, Zwiebel, Eier vermengen und kleine Bällchen formen.
4. Als nächstes in einer Pfanne mit Olivenöl goldbraun braten.
5. Als letztes mit Salz und Pfeffer abschmecken und servieren. Guten Appetit!

Desserts

Verwöhnen Sie sich mit köstlichen Desserts, die nicht nur süß und verführerisch sind, sondern auch sorgfältig ausgewählte Zutaten enthalten, um Ihren Blutdruck in Balance zu halten.

Apfel Zimt Quark

Fertig in: 15 Minuten

Portionen: 4 Portionen

Nährwerte: Kalorien 120 kcal; Kohlenhydrate 15g; Protein 5g; Fett 4g

Zutaten:

- 4 Äpfel
- 250 g Magerquark
- 2 EL Honig
- 1 TL Zimt

Zubereitung:

1. Am Anfang die Äpfel schälen und in kleine Würfel schneiden.
2. Als nächstes den Magerquark mit Honig vermengen und auf Dessertschalen verteilen.
3. Am Ende die Apfelwürfel darüber geben und mit Zimt bestreuen. Guten Appetit

Joghurt mit Beerenmix

Fertig in: 10 Minuten

Portionen: 4 Portionen

Nährwerte: Kalorien 100 kcal; Kohlenhydrate 12g; Protein 6g; Fett 3g

Zutaten:

- 500 g Naturjoghurt (fettarm)
- 200 g gemischte Beeren (Himbeeren, Blaubeeren)
- 2 EL Mandeln (gehackt)
- 1 EL Ahornsirup

Zubereitung:

1. Zu Beginn den Naturjoghurt in Dessertschalen verteilen.
2. Hiernach die gemischten Beeren darüber geben und mit gehackten Mandeln bestreuen.
3. Zum Schluss mit einem Esslöffel Ahornsirup beträufeln. Guten Appetit!

Zitronen Basilikum Quark

Fertig in: 20 Minuten

Portionen: 4 Portionen

Nährwerte: Kalorien 130 kcal; Kohlenhydrate 18g; Protein 5g; Fett 4g

Zutaten:

- 500 g Magerquark
- Saft und Abrieb von 2 Zitronen
- 3 EL Honig
- Frisches Basilikum

Zubereitung:

1. Im ersten Schritt den Magerquark in eine Schüssel geben.
2. Folglich den Zitronensaft und -abrieb sowie Honig hinzufügen und gut vermengen.
3. Im letzten Schritt frisches Basilikum fein hacken und unterheben. Guten Appetit!

Pochierte Vanille Birnen

Fertig in: 25 Minuten

Portionen: 4 Portionen

Nährwerte: Kalorien 140 kcal; Kohlenhydrate 30g; Protein 1g;
Fett 2g

Zutaten:

- 4 Birnen
- 1 Vanilleschote
- 2 EL Ahornsirup
- Zitronensaft

Zubereitung:

1. Vorab die Birnen schälen und halbieren, das Kerngehäuse entfernen.
2. Anschließend Wasser in einem Topf erhitzen, Vanilleschote längs aufschneiden und dazugeben.
3. Dann die Birnen ins Wasser geben, mit Ahornsirup beträufeln und für etwa 15-20 Minuten pochieren.
4. Letztlich mit Zitronensaft abschmecken und servieren. Guten Appetit!

Feigen Cashew Creme

Fertig in: 15 Minuten

Portionen: 4 Portionen

Nährwerte: Kalorien 180 kcal; Kohlenhydrate 20g; Protein 4g;
Fett 10g

Zutaten:

- 6 reife Feigen
- 100 g Cashewkerne (ungesalzen)
- 2 EL Honig
- Zimt

Zubereitung:

1. Anfangs die Feigen waschen und vierteln.
2. Folglich die Cashewkerne in einem Mixer fein mahlen, Honig hinzufügen und zu einer Creme verarbeiten.
3. Jetzt die Feigen auf Dessertteller verteilen und die Cashew-Creme darüber geben.
4. Abschließend mit etwas Zimt bestreuen und servieren. Guten Appetit!

Mango Kokos Sorbet

Fertig in: 6 Stunden (inkl. Gefrierzeit)

Portionen: 4 Portionen

Nährwerte: Kalorien 120 kcal; Kohlenhydrate 25g; Protein 2g; Fett 2g

Zutaten:

- 2 reife Mangos
- 200 ml Kokosmilch (fettarm)
- 2 EL Limettensaft
- Minzblätter zum Garnieren

Zubereitung:

1. Zunächst die Mangos schälen und das Fruchtfleisch vom Kern schneiden.
2. Anschließend das Mango Fruchtfleisch, Kokosmilch und Limettensaft in einem Mixer pürieren.
3. Daraufhin die Mischung in eine flache Form gießen und für mindestens 6 Stunden einfrieren.
4. Vor dem Servieren leicht antauen lassen und mit Minzblättern garnieren. Guten Appetit!

Quinoa Pudding mit Himbeeren

Fertig in: 30 Minuten

Portionen: 4 Portionen

Nährwerte: Kalorien 160 kcal; Kohlenhydrate 25g; Protein 5g; Fett 4g

Zutaten:

- 1 Tasse Quinoa
- 500 ml Mandelmilch (ungesüßt)
- 2 EL Ahornsirup
- Frische Himbeeren

Zubereitung:

1. Vorerst die Quinoa gründlich abspülen.
2. Im Anschluss die Mandelmilch erhitzen, Quinoa hinzufügen und köcheln lassen, bis die Flüssigkeit aufgenommen ist.
3. Jetzt den Ahornsirup unterrühren und den Quinoa-Pudding in Dessertschalen füllen.
4. Letztlich mit frischen Himbeeren garnieren. Guten Appetit!

Ingwer Orangen Salat

Fertig in: 20 Minuten

Portionen: 4 Portionen

Nährwerte: Kalorien 110 kcal; Kohlenhydrate 25g; Protein 2g; Fett 1g

Zutaten:

- 4 Orangen
- 1 EL Ingwer (gerieben)
- 1 EL Honig
- Minzblätter zum Garnieren

Zubereitung:

1. Zuerst die Orangen schälen und in dünne Scheiben schneiden.
2. Folglich den geriebenen Ingwer und Honig über die Orangenscheiben geben, vorsichtig vermengen.
3. Zuletzt den Ingwer-Orangen-Salat auf Desserttellern anrichten und mit Minzblättern garnieren. Guten Appetit!

Avocado Schoko Mousse

Fertig in: 15 Minuten

Portionen: 4 Portionen

Nährwerte: Kalorien 200 kcal; Kohlenhydrate 15g; Protein 3g; Fett 14g

Zutaten:

- 2 reife Avocados
- 3 EL Kakaopulver (ungesüßt)
- 4 EL Ahornsirup
- 1 TL Vanilleextrakt

Zubereitung:

1. Als erstes die Avocados halbieren, den Kern entfernen und das Fruchtfleisch herauslöffeln.
2. Anschließend die Avocado mit Kakaopulver, Ahornsirup und Vanilleextrakt in einem Mixer pürieren, bis eine cremige Mousse entsteht.
3. Als letztes die Avocado-Schoko-Mousse in Dessertgläser füllen. Guten Appetit!

Heidelbeer-Joghurt mit Beeren

Fertig in: 15 Minuten

Portionen: 4 Portionen

Nährwerte: Kalorien 130 kcal; Kohlenhydrate 18g; Protein 5g; Fett 4g

Zutaten:

- 250 g Heidelbeeren
- 500 g fettarmer Joghurt
- 2 EL Mandeln (gehackt)
- 1 TL Agavendicksaft

Zubereitung:

1. Am Anfang die Heidelbeeren waschen.
2. Als nächstes den fettarmen Joghurt in Dessertschalen füllen und die Heidelbeeren darauf geben.
3. Im nächsten Schritt mit den gehackten Mandeln bestreuen.
4. Am Ende mit Agavendicksaft beträufeln und servieren. Guten Appetit!

Ananas Minze Sorbet

Fertig in: 6 Stunden (inkl. Gefrierzeit)

Portionen: 4 Portionen

Nährwerte: Kalorien 110 kcal; Kohlenhydrate 28g; Protein 1g; Fett 0g

Zutaten:

- 1 reife Ananas
- Frische Minzblätter
- 2 EL Agavendicksaft

Zubereitung:

1. Zu Beginn die Ananas schälen, den Strunk entfernen und das Fruchtfleisch in Stücke schneiden.
2. Nachfolgend die Ananasstücke in einem Mixer pürieren, Minzblätter hinzufügen und kurz mixen.
3. Danach das Ananas-Minze-Püree in eine flache Form gießen und für mindestens 6 Stunden einfrieren.
4. Zum Schluss vor dem Servieren mit Agavendicksaft beträufeln und servieren. Guten Appetit!

Kiwi Kokos Joghurt

Fertig in: 10 Minuten

Portionen: 4 Portionen

Nährwerte: Kalorien 120 kcal; Kohlenhydrate 15g; Protein 3g; Fett 6g

Zutaten:

- 4 Kiwis
- 200 g fettarmer Joghurt
- 2 EL Kokosraspel
- 1 TL Honig

Zubereitung:

1. Im ersten Schritt die Kiwis schälen und in Scheiben schneiden.
2. Im Anschluss den fettarmen Joghurt in Dessertschalen füllen.
3. Hiernach die Kiwi Scheiben darauflegen und mit Kokosraspeln bestreuen.
4. Im letzten Schritt mit Honig beträufeln und servieren. Guten Appetit!

Granatapfel Chia Pudding

Fertig in: 4 Stunden (inkl. Quellzeit)

Portionen: 4 Portionen

Nährwerte: Kalorien 140 kcal; Kohlenhydrate 20g; Protein 5g; Fett 4g

Zutaten:

- 1 Granatapfel
- 4 EL Chiasamen
- 400 ml fettarme Mandelmilch
- 1 EL Ahornsirup

Zubereitung:

1. Vorab die Chiasamen in Mandelmilch einrühren und mit Ahornsirup süßen.
2. Folglich die Mischung für mindestens 4 Stunden oder über Nacht quellen lassen.
3. Schließlich den Chia-Pudding in Dessertgläser füllen und mit den Kernen des Granatapfels garnieren. Guten Appetit!

Pfirsich Joghurt mit Pistazien

Fertig in: 15 Minuten

Portionen: 4 Portionen

Nährwerte: Kalorien 130 kcal; Kohlenhydrate 20g; Protein 4g; Fett 4g

Zutaten:

- 4 Pfirsiche
- 250 g fettarmer Joghurt
- 2 EL gehackte Pistazien
- 1 TL Ahornsirup

Zubereitung:

1. Anfangs die Pfirsiche entsteinen und in Spalten schneiden.
2. Danach den fettarmen Joghurt in Dessertschalen füllen, die Pfirsichspalten darauflegen und mit gehackten Pistazien bestreuen.
3. Abschließend mit Ahornsirup beträufeln und servieren. Guten Appetit!

Kiwi Mango Parfait

Fertig in: 15 Minuten

Portionen: 4 Portionen

Nährwerte: Kalorien 110 kcal; Kohlenhydrate 25g; Protein 2g; Fett 1g

Zutaten:

- 4 Kiwis
- 2 Mangos
- 1 EL Limettensaft
- 1 TL Minze (gehackt)

Zubereitung:

1. Zuerst die Kiwis schälen und in kleine Würfel schneiden.
2. Jetzt die Mangos schälen und das Fruchtfleisch vom Kern schneiden.
3. Im Anschluss abwechselnd Kiwi- und Mango Würfel in Dessertgläser schichten.
4. Zuletzt mit Limettensaft beträufeln und mit gehackter Minze bestreuen. Guten Appetit!

14 Tage Ernährungsplan

Tag 1

Morgens: Haferflocken mit Beeren — S.23

Mittags: Putenbrust mit Paprika und Zucchini — S.99

Abends: Erbsensuppe mit Lachs — S.72

Tag 2

Morgens: Bananen Haferpfannkuchen — S.29

Mittags: Rindergulasch mit Paprika — S.110

Abends: Quinoa Salat mit Gemüse — S.81

Tag 3

Morgens: Roggenbrot mit Avocado und Tomaten — S.33

Mittags: Lachs Curry mit Gemüse — S.125

Abends: Gurkensalat mit Tomaten und Feta — S.82

Tag 4

Morgens: Chia Samen Pudding mit Beeren — S.38

Mittags: Hähnchenspieße mit Gemüse — S.104

Abends: Rote Linsen Salat mit Paprika — S.94

Tag 5

Morgens: Vollkornmüsli mit Mandelmilch und Trockenfrüchten — S.37

Mittags: Gebratener Seelachs mit Brokkoli — S.126

Schlussworte

Durch diese zahlreichen und köstlichen Rezepte wird Ihnen die Senkung Ihres Blutdruckes gar nicht mehr schwerfallen. Anfangs wird es voraussichtlich eine Umstellung sein, dennoch werden Sie innerhalb kürzester Zeit schon eine Veränderung sowohl an Ihrer Gesundheit als auch bei Ihrem Körper bemerken.

Ich hoffe sehr, dass ich Ihnen anhand der zahlreichen Rezepte bei dem Erreichen Ihres Zieles unterstützen kann, damit Sie so schnell wie möglich ein gesundes Leben mit einem niedrigen Blutdruck führen können.

Vielen Dank für den Kauf dieses Buchs! Wir hoffen, dass Sie mit unserem Produkt zufrieden sind. Kundenzufriedenheit ist uns extrem wichtig, und wir freuen uns, wenn Sie uns Ihre Eindrücke und Feedback mitteilen könnten. Es wäre toll, wenn Sie sich kurz die Zeit nehmen könnten, eine Bewertung bei Amazon zu schreiben. Denn dann helfen Sie auch anderen Kunden bei der Auswahl. Bei Fragen zum Buch, weiteren Anliegen und natürlich auch Kritik stehen wir Ihnen selbstverständlich gerne zur Verfügung! Schreiben Sie uns am besten eine E-Mail oder rufen Sie uns an.

Viele Grüße und alles Gute.

Impressum

Herausgegeben durch:

XASTY

Inh. Dr. Tobias Schulze

Graudenzer Str. 21-23

25746 Heide

Deutschland

Telefon: 0481 64062837

E-Mail: info@xasty.de

Haftungsausschluss

Die Umsetzung aller enthaltenen Informationen, Anleitungen und Strategien dieses Werkes erfolgt auf eigenes Risiko. Für etwaige Schäden jeglicher Art kann der Autor aus keinem Rechtsgrund eine Haftung übernehmen. Für Schäden materieller oder ideeller Art, die durch die Nutzung oder Nichtnutzung der Informationen bzw. durch die Nutzung fehlerhafter und/oder unvollständiger Informationen verursacht wurden, sind Haftungsansprüche gegen den Autor grundsätzlich ausgeschlossen. Ausgeschlossen sind daher auch jegliche Rechts- und Schadensersatzansprüche. Dieses Werk wurde mit größter Sorgfalt nach bestem Wissen und Gewissen erarbeitet und niedergeschrieben. Für die Aktualität, Vollständigkeit und Qualität der Informationen übernimmt der Autor jedoch keinerlei Gewähr. Auch können Druckfehler und Falschinformationen nicht vollständig ausgeschlossen werden. Für fehlerhafte Angaben vom Autor kann keine juristische Verantwortung sowie Haftung in irgendeiner Form übernommen werden.

Urheberrecht

Alle Inhalte dieses Werkes sowie Informationen, Strategien und Tipps sind urheberrechtlich geschützt. Alle Rechte sind vorbehalten. Jeglicher Nachdruck oder jegliche Reproduktion – auch nur auszugsweise – in irgendeiner Form wie Fotokopie oder ähnlichen Verfahren, Einspeicherung, Verarbeitung, Vervielfältigung und Verbreitung mit Hilfe von elektronischen Systemen jeglicher Art (gesamt oder nur auszugsweise) ist ohne ausdrückliche schriftliche Genehmigung des Autors strengstens untersagt. Alle Übersetzungsrechte vorbehalten. Die Inhalte dürfen keinesfalls veröffentlicht werden. Bei Missachtung behält sich der Autor rechtliche Schritte vor.

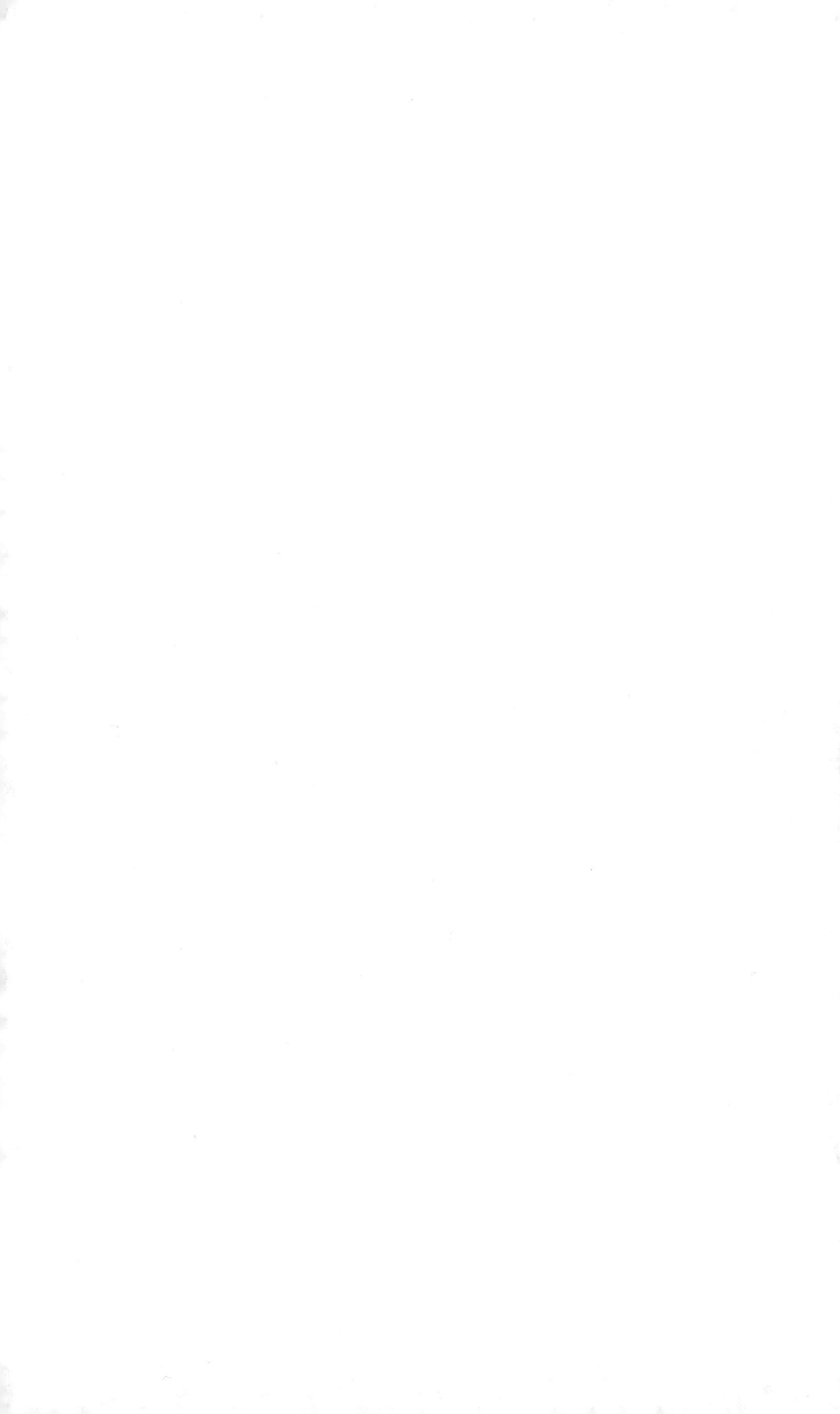